누우면 죽고
걸으면 산다 5

누우면 죽고 걸으면 산다 5

화타 김영길 지음

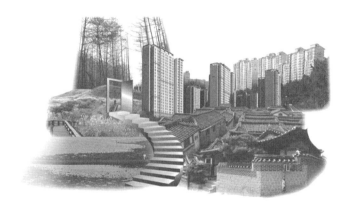

도서
출판 사람과사람

건강은 섭생과 양생과 운동의 조화다.
숭늉을 섭생의 기본으로 삼고
걷기와 출장식 호흡으로 면역의 기초를 세우자.
'죽을 때까지는 죽은 게 아니야'라는 신념과 용기를 삶의 멘토로 삼자.
늙어도 아프지 않고 일하면서 즐겁게 사는 게 진정한 의미의 장수다.

시리즈를 마무리하면서

　강원도의 오지 마을 상남에서 한약방을 시작한 게 1984년이었다.
그동안 많은 환자를 만났다. 죽음에 대한 공포와 절망으로 싸늘
한 느낌을 풍기는 환자도 만났다. 또 첨단의학 장비를 동원한 검사
는 아무 이상이 없다는데, 계속 아프고 고통이 더 심해진다는 환자
도 만났다.

　짧게는 반년, 길게는 몇 년씩 만났다. 병원에서 이야기하는 생존
기한을 훨씬 넘기고도 살아가는 이들을 볼 때마다, 나는 열악한 환
경 속에서 산골 노인들이 정신적, 육체적으로 아픈 데 없이 건강하
고 즐겁게 살아가는 이유를 다시 한 번 되새기게 된다.

　책에서 여러 차례 언급했듯이, 70, 80대의 산골 노인들은 해 뜰
때부터 해질 때까지 쉴 틈 없이 일한다. 아무리 몸이 아파도 새벽에
눈만 뜨면 밭에 나가 일하고 나물과 약초를 캔다. 이들에게는 일 자
체가 삶이다. 정신없이 일하느라 아픈 것도 잊고 지낸다. 화낼 일도
없고 남에게 관심을 둘 겨를도 없다. 스트레스를 겪을 기회도 없다.
몸만 건강해지는 게 아니라 정신적으로도 아픈 데가 없다.

　물론 모든 산골 노인들이 다 건강하다고 말하는 것은 아니다. 술,
담배를 끊지 못하고 욕심에 빠져 병을 이겨 내지 못하고 죽는 이들

도 많다. 그래서 우리는 자기만 옳다는 오만, 자만심뿐만 아니라 병에 걸렸다는 억울함과 분노하는 마음까지 버려야 한다. 병을 낫겠다는 욕심마저 버려야 한다는 지혜도 배우게 된다.

요즘 TV에서 방영되고 있는 자연인들의 삶이 사람들의 입에 오르내린다. 일찍이 30여 년 전에 원시자연인 생활을 체험한 내가 보기에도 저마다 가슴 아픈 사연을 품고 깊은 산속에서 홀로 지내는 모습은 짠할 때가 많다.

우리는 가끔 죽을병에 걸린 사람이 아무도 없는 산에 들어가 고쳤다는 이야기를 듣는다. 왜 그럴까. 여러 가지 이유가 있겠지만 산에서 먹는 나물이나 약초 때문만이 아닌 것은 분명하다. 물 맑고 공기 좋은 자연환경도 한몫 했을 것이다. 하지만 시계를 들여다 볼 틈도 없이 하루하루 바쁘게 살았기에 가능하지 않았을까. 삶의 터전이 어딘지는 중요치 않다.

이 책을 읽는 모든 분들에게 당부한다.

첫째로 모든 처방의 기본은 걷기다. 걷지 못하면 희망도 없고 기적도 없다. 무조건 걸어야 한다. 힘들더라도 걸어야 한다. 단, 천천히 즐겁게 걸어야 한다. 걸어야 한다는 집념에 빠지면 그것도 스트레스다. 오늘부터라도 즐거운 마음으로 걷자. 오늘은 어제 죽은 사람이 그렇게 살고 싶었던 귀중한 날이 아닌가.

둘째로 누구든지 몸이 아프면 짜증이 난다. 자기만 아프고 고통스럽다고 생각한다. 잡념 또한 많아진다. 절망, 고통, 무기력, 두려움, 불안, 우울, 좌절감, 스트레스 등 온갖 잡념이 몰려온다. 그래서 출장식 호흡이 필요하다. 앉아 있거나 걷거나 일하거나 출장식 호흡을 하자. 호흡이 들어오고 나가는 것에 집중하면서 호흡수를 헤아리다 보면 머릿속이 맑아진다. 통증도 사라진다.

셋째로 불행은 불치병 치료에 큰 면역제가 된다는 점을 잊지 말자. 어려움이 닥쳤을 때, 부유하게 누리는 삶을 살아온 사람보다 평소 크고 작은 시련을 겪으면서 뼈 빠지게 고생한 사람이 훨씬 지혜롭게 극복한다. 누구든지 아프면 먼저 그동안의 생활습관을 돌아보고 생각을 바꿔야 한다. 생각이 바뀌면 마음이 바뀌고 마음이 바뀌면 몸이 바뀐다. 끊임없이 몸을 움직여서 쓸데없는 생각이 생길 틈을 주지 말자. 기진맥진할 정도로 산행을 하는 것도, 생활 터전에서 힘들게 일하는 것도 한 방법이다.

넷째로 모든 병의 기본은 양생과 섭생이다. 양생은 올바른 마음가짐이고 섭생은 올바른 음식 섭취다. 아픈 사람은 먼저 올바른 양생법과 섭생법부터 찾아야 한다. 아무리 물 좋고 공기 좋은 곳에서 살아도 욕심이 가득하면 아무런 소용이 없다. 올바른 마음을 가지면 독도 약이 되지만 마음이 삐뚤어지면 약도 독이 된다. 또 음식으로 고칠 수 없는 병은 약으로도 고칠 수 없다. 올바른 음식의 핵심은 숭늉이다. 암치료를 받으면서 음식은커녕 물도 삼키지 못하는 환자들도 숭늉을 먹고 기운을 차렸다.

건강은 섭생과 양생과 운동의 조화다. 섭생만 잘해도, 정신만 잘 가꿔도, 운동만 열심히 해도 안 된다. 이제부터라도 숭늉을 섭생의 기본으로 삼고, 걷기와 출장식 호흡으로 면역의 기초를 세우자. '죽을 때까지는 죽은 게 아니야'라는 신념과 용기를 삶의 멘토로 삼아 병을 이겨 내자. 그저 오래 사는 게 삶의 목표일 수는 없다. 늙어도 아프지 않고 일하면서 즐겁게 사는 게 진정한 의미의 장수長壽다.

제1권을 펴낸 게 1996년이었으니 제5권으로 마무리하기까지 무려 25년의 세월이 지났다. 한결같이 곁에 있어 주면서 장무상망長毋相忘과도 같은 도서출판 사람과 사람 김성호 사장에게 고마움을 표한다.

차 례

제1장 불치병이 내게 가르쳐 준 것

제2장 모든 치료의 첫 단계는 올바른 음식

제3장 생각을 바꾸면 몸이 바뀐다

제5장 장수보다 건강한 노년을 향하여

불치병이 내게 가르쳐 준 것

생사의 갈림길에서 자연인으로 산다는 것

산속에서 고치고 싶다?

나를 찾아온 환자 중에는 산속에 들어가 병을 고치겠다고 고집을 부리는 사람들이 있다. 병원에서 더 이상 치료가 힘들다는 진단을 받고 산속에서 자연인처럼 살았더니 낫다는 자랑을 TV에서 늘어놓는 사람들을 보면, 그런 생각이 드는 것은 당연할지 모른다. 특히 요즘처럼 살기 힘든 때, 몸 아프고 돈 없고 괴롭고 힘들면 누구나 산속에 들어가 살고 싶다는 유혹을 받기 쉽다.

신장암 판정을 받은 60대 초반의 남자가 있다. 암세포가 뼈로 전이되어 혈뇨가 나오고 통증이 심했다. 병원에서는 수술을 권했다. 수술을 안 하면 6개월을 살기 힘들지만 수술하면 훨씬 수명이 연장될 거라고 했다. 그의 형은 수술을 하고 항암 치료, 방사선 치료를 받다가 죽었다. 걸어서 병원에 갔다가 관 속에 누워서 나온 것이다.

그는 혹시나 하는 마음에 다른 병원에 가서 검사를 받았으나 결과는 달라지지 않았다. 하지만 그는 수술 대신 자연치료법을 택했다. 이유는 하나였다. 돈이 없어서다. 부모로부터 물려받은 유산도 없고 평범한 직장 생활을 하다가 퇴직한 그의 살림살이는 넉넉지 않았다. 게다가 자식들이 곧 결혼할 나이라 한 푼이 새로울 때였다. 줄이고 줄여도 억 소리 나는 게 요즘 결혼이라는데…. 고비용의 치료비를 감당할 자신도 없었고 형편도 안 되었다.

그는 단식원에 가서 보름간 단식을 했지만 결과는 별로였다. 이번에는 강화에서 오래 묵은 약쑥을 구해 하루 5시간씩 뜸을 떴다. 한 달쯤 지나자, 그냥 집어치우고 순례자가 여기저기 순례하듯, 귀동냥으로 들은 자연치료법을 해 보다가 나를 찾아온 것이다.

첫마디부터 방태산의 백세터나 황정계 토막집에서 묵을 수 있으면 좋겠다고 했다. 내가 강원도 산골을 떠난 지도 20여 년이 지났다. 그런데도 그곳에 살면서 불치병을 고친 사람들의 이야기를 기억하고 토막집에서 병을 고칠 수 있도록 도와 달라는 이야기였다. 하긴 그때도 환자들은 너나없이 공기 좋고 물 맑은 이런 산골에 살면 저절로 병이 낫겠다고 입버릇처럼 말했다.

백세터와 황정계 토막집

백세터는 내가 산골에 있을 때, 흙과 나무만으로 지은 열 평 남짓 되는 전형적인 통나무집이다. 방태산 서남쪽의 하늬등 계곡을 올라가면 배다른석 아래로 100여 년 전에 화전민들이 살던 집터가 있는데, 그곳에 화전민들이 짓던 방식과 똑같이 지은 집이다.

백세터는 우리나라 산간에서 코클 불로 실내조명을 삼는 유일한 집일 것이다. 코클이란 일종의 벽난로다. 방안 한쪽 귀퉁이에 두꺼운 널쪽을 귀에 맞도록 대고 그 위에다가 원통 모양으로 흙을 쌓아 올린 것을 말한다. 불을 지피면 조명과 난방이 겸해진다.

부엌에는 진흙으로 만든 화로도 있다. 강원도에서는 이것을 '화티'라고 부른다. 위쪽으로 둥글게 파인 곳에는 작은 솥을 걸어 놓고 관솔불을 지피거나 뜬숯을 모아 두어 음식을 끓이고, 아랫구멍에는 불씨를 넣은 뒤에 재를 덮고 넓적한 불돌을 얹으면 아주 훌륭한 화로가 된다.

내가 이 집을 지으면서 터득한 진리는 산속 생활이 원시적 생활도 견디겠다고 각오하지 않으면 힘들다는 점이다. 집을 지을 때, 함께 일했던 청년들을 보자.

처음에는 모두들 신났다. 중장비 없이 오직 맨손으로 일일이 산비탈을 고르고 나무를 켜서 판자를 만들고 돌멩이 투성이 땅에서 흙을 골라내는 일은 무척 힘들었지만 즐겁게 일했다. 웃음이 떠나지 않았다. 게다가 앉은 자리에서 손만 뻗으면 잡히는 게 얼레지, 참나물, 곰취 등 산나물이었다. 밥과 고추장만 있으면 훌륭한 한 끼의 자연식 식사가 된다. 또 집터에서 조금 아래로 내려가면 약수처럼 깨끗한 계곡물이 있다. 온몸이 땀에 젖으면 발가벗은 채 목욕을 했다. 하루 종일 땀 흘려 일하고 자연식으로 식사하고 약수에서 목욕하는 생활을 하다 보니, 처음에는 비실비실하던 청년들도 어느새 구릿빛의 윤이 나는 얼굴이 되었다.

그러나 보름쯤 지나면서 뭔가 허전했다. 나물을 잔뜩 먹어도 허기가 가시지 않고 약초 잎을 아무리 먹어도 고기 생각이 머리에서 떠나지 않았다. 결국 일하기 시작한 지 보름 후부터는 반찬이 산나물에서 자반고등어나 돼지고기로 바뀌었다. 산나물은 아무도 거들 떠보지 않았다. 그러면서 집에 잠깐 다녀오겠다며 내려간 뒤, 올라 오지 않는 청년이 하나둘씩 늘었다. 누구든지 한두 주일은 세상과 떨어져 사는 것이 즐겁지만 이내 바깥세상을 그리워하기 마련이다.

황정계 토막집은 내가 살려고 마련한 집이다. 마을에서 4㎞쯤 떨 어진 산속에 있다. 큰길에서도 한 시간 정도 가파른 산길을 올라가 야 한다. 100여 년 전에 화전민이 소나무 토막을 쌓아올리고 그 사 이에 진흙을 발라 지은 귀틀집이다. 너와 지붕이 너무 삭아 양철 지 붕으로 바꿨는데, 여름밤에 장대비가 쏟아지는 날이면 천장에서 나 는 콩 볶는 소리 때문에 잠을 설치곤 했다.

이곳에서 나는 원시 자연생활을 동경하는 사람들과 어울려 지냈 다. 나를 찾아온 환자들도 이곳에 머물렀다. 도시에서 온 환자들은 첫날밤에 바람 소리도 귀신의 울음소리로 들리고 흐르는 물소리도 예사롭지 않아 깜짝 놀라곤 한다. 하지만 며칠 지나면 차츰 적응하 여 머리가 맑아지면서 산이 주는 기운을 얻고 점점 몸이 원하는 소 리를 들을 수 있게 된다. 덩달아 천근처럼 무겁던 몸도 가벼워진다.

녹녹치 않은 자연인 생활

도시 생활에 익숙한 사람은 산속 생활이 힘들 수밖에 없다. 식량 이나 생활 도구를 손수 등짐 지고 날라야 한다. 전기와 수도가 들어 오지 않기 때문에 직접 땔나무를 구하고 물을 길어 오고 불을 지펴 야 한다. 집에서 400m쯤 떨어진 계곡에서 물을 길어 오는데, 물지 게를 처음 지는 사람은 시간도 오래 걸리지만 물을 엎지르기 일쑤다. 또 깊은 산속이므로 땔감을 구하는 게 쉬울 듯싶지만 그렇지 않다. 한 짐을 채우는 일이 만만치 않다.

물론 시간이 지나면서 차츰 적응하여 땔감 나무를 한 지게 지고 한참을 걸어도, 하루 종일 험한 산을 돌아다녀도 지치지 않는다. 처음에는 도끼로 장작을 팰 때, 10분도 안 돼 팔이 올라가지 않을 만큼 힘들지만 이내 익숙해진다.

산속을 돌아다니면서 칡이나 나물을 캐다가 해질 무렵에 돌아오면 씻을 기운조차 없다. 온몸이 땀에 절어 쾌쾌한 냄새가 나도 밥 한술 뜨는 둥 마는 둥 하고는 이내 잠들기 일쑤다. 수염이나 긴 머리도 그냥 놔둘 수밖에 없다.

투병 생활도 마찬가지다. 처음에는 편편한 산길도 걷기 힘들어서 30분 남짓 걸으면 숨을 헐떡인다. 비탈길을 올라가려면 숨이 막히고 심장이 멎는 것 같다. 다리 힘이 풀려 땅바닥에 털썩 주저앉거나 비틀비틀 걷기 일쑤다. 하지만 기어 다닐 힘만 있으면 걷겠다는 각오로 이를 악물고 걷다 쉬다를 거듭하다 보면 기운이 생긴다. 걸

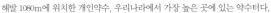

해발 1080m에 위치한 개인약수. 우리나라에서 가장 높은 곳에 있는 약수터다.

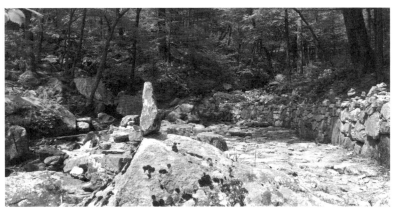

음이 두 배 이상 빨라지고 걷는 시간도 두 배 이상 늘어난다.

국내 굴지의 건설회사 전무로 일하다가 중풍으로 좌반신이 마비된 50대 남자는 민박집에서 개인약수터까지의 산길 2㎞를 오르내리는데 처음에는 한나절이나 걸렸다. 올라가는데 3시간, 내려오는데 3시간이었다. 해발 1080m에 위치한 개인약수는 우리나라에서 가장 높은 곳에 있는 약수터다. 그러다가 한 달쯤 지나자, 2시간이 걸렸고 석 달이 지날 무렵에는 방태산에서 두 번째로 높은 해발 1435m의 깃대봉까지 올라갔다가 내려왔다. 걷는 게 아니라 거의 뛰어다니는 산행이었다.

만성신부전증으로 몸무게가 110kg까지 늘어난 20대의 부산 출신 젊은이는 숙박하던 미산약수교 근처에서 7㎞ 떨어진 개인약수터까지 갔다 오는데 하루 종일 걸렸다. 아침 7시에 나섰는데, 돌아오면 오후 5시경이었다. 하지만 석 달이 지나자, 부기가 빠지면서 체중이 100kg 이하로 내려가고 약수터까지의 왕복 시간도 4시간 걸렸다. 반년쯤 지나자, 80kg으로 줄면서 약수터를 지나 1400m가 넘는

해발 1400m가 넘는 방태산 주 능선에서 바라본 백두대간.

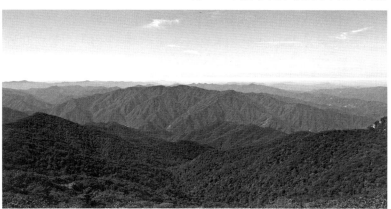

방태산의 주 능선까지 올라갔다가 내려왔다.

물론 건강한 사람도 오르기 힘든 코스이기에 집에 도착할 때쯤이면 완전히 녹초가 되었다. 이튿날 자리에서 일어나려면 온몸이 축 늘어지고 다리가 뻐근했다. 그래도 독한 마음을 먹고 다시 걷기 시작하자 무겁던 몸이 무척 가벼워졌다는 게 느껴졌다.

그냥 무작정 걷는 게 아니다. 걸으면서 출장식 호흡에 집중하다 보면 온갖 잡념이 사라지고 마음이 편안해진다. 쓸데없는 생각이나 걱정, 우울, 불안, 좌절감, 공포, 스트레스 등 잡념은 다 눈에 보이지 않는 암적 존재다. 잡념을 없애려면 집중해야 하고 집중하는데 가장 도움이 되는 호흡법이 출장식 호흡이다. 처음에는 네 걸음을 내 쉬고 두 걸음은 들이마시면서 손가락으로 호흡수를 헤아리는 게 쉽지 않지만 며칠 애쓰다 보면 이내 적응이 된다.

산속을 다니면 처음에는 길을 잃을까 봐 겁나고 뱀에 물릴까 봐 겁나고 산짐승을 만날까 봐 겁난다. 그러나 며칠 다니다 보면 내 집 안마당을 걷는 것처럼 편안하게 느껴진다. 편안함과 두려움은 생각의 차이다. 그리고 이때부터 나물이나 칡, 더덕, 약초 등이 눈에 들어오기 시작한다.

이곳의 모든 산은 전부 약초밭이다. 뜯는 풀은 거의 나물이고 캐는 뿌리는 거의 약초다. 처음에는 산나물이 먹을 수 있는 것인지 없는 것인지를 모르기 때문에 캘 엄두가 나지 않는다. 어느 것이 약초인지 독초인지, 어느 부위를 어떻게 캐야 하는지도 모른다. 그래서 마을 사람들의 도움을 받아 요령을 터득할 수밖에 없다.

약초인지 독초인지, 잘 분간이 되지 않을 때는 그 액즙을 내서 목이나 허벅지에 발라 본다. 독초는 가렵거나 따끔한 통증의 반응이 온다. 그래도 의심스러우면 혀끝에 발라 봐서 톡 쏘거나 화끈거림, 고약한 냄새가 나면 독초가 틀림없다. 나물도 마찬가지다. 반드시 푹 삶아서 독을 빼고 찬물에 한참 우려낸 후에 삶아 먹든가 끓여 먹어야 한다.

산골 노인에게 느끼는 부끄러움

젊은 환자들이 찾아오면 혼자 지내기보다 이곳 화전민들과 함께 생활하도록 한다. 그냥 숙식하는 게 아니다. 옥수수, 감자밭을 일구면서 살아가는 화전민들과 똑같이 일을 하고 밥 먹고 잠자는 생활이다.

하루 종일 비탈진 화전 밭에서 땀을 뻘뻘 흘리며 일하고 틈틈이 땔감으로 쓸 나무를 한 짐씩 해오고 장작을 패는 게 하루 일과다. 또 산에 함께 다니면서 나물을 뜯고 약초나 칡뿌리 등을 캐야 한다. 해질 무렵에 돌아와 저녁밥을 먹고 잠자리에 누우면 저절로 깊은 잠에 빠져든다.

누구든지 몸이 아프면 통증이 생기고 마음이 아프면 짜증이 난다. 하지만 이렇게 하루 종일 바삐 일하다 보면 통증이나 짜증은커녕 자신이 환자라는 사실조차 까맣게 잊고 만다. 그러면서 이곳 사람들이 뼈 빠지게 일하면서 살아가는 모습에 스스로 부끄럽다는 생각이 든다.

80년대 초, 내가 이곳에서 가장 놀랐던 일은 70, 80대 노인들이 열심히 건강한 몸으로 일하고 있다는 사실이었다. 몸이 웬만큼 아파도 새벽에 눈뜨자마자 밭에 나가 일하고 땔감을 해 오고 나물이나 약초를 캐면서 살아가는 모습이 놀라웠다.

아주 형편없이 열악한 생활환경인데도 이곳 노인들이 건강한 비결은 무엇일까. 몸에 좋은 나물이나 약초를 먹기 때문일까. 아니다. 열심히 일하고 열심히 걸었기 때문이다.

이들에게는 일 자체가 삶이다. 힘들더라도 일하는 게 즐거움이고 휴식이다. 이들은 일 년 내내 정신없이 일하느라고 남에게 관심을 둘 겨를이 없다. 자기 일이 바쁘다 보니 남의 생활을 쳐다볼 틈도 없는 것이다. 그러다 보니 화낼 일도 없고 다툴 일도 없다. 스트레스라는 게 생길 틈도 없는 생활이다.

이처럼 산속의 투병 생활은 녹녹치 않다. 나를 찾아온 환자들도 처음에는 모든 것을 다 때려치우고 산속에서 영원히 살 것처럼 말하지만, 이내 자신이 몸담았던 세상에 대한 미련을 버리지 못하고 끙끙대기 일쑤였다. 몸은 산속에 있지만 생각은 도시에서 떠나지 못하는 것이다. 그래서 더욱 끊임없이 몸을 움직여 쓸데없는 잡생각이 생길 틈을 주지 말아야 한다.

선택은 자신의 몫이다.

나는 친지에게 출장식 호흡과 걷기, 식이요법과 함께 혈뇨 약, 신장 기능을 강화시키는 허브 등을 처방했다.

"방금 검사 결과를 받았는데, 많이 좋아졌다고 합니다."

산에 들어가지는 않지만, 일상생활에서 내가 알려준 처방대로 실천한 지 10개월이 지난 어제, 그 결과를 내게 알려준 문자였다.

눈물이 나도록 살아라

세상에서 가장 참기 힘든 고통은 무엇일까. 뇌, 호르몬 같은 생물학적 원인이나 인간관계에서 오는 갈등, 상실 등 심리적 원인을 제외하면 경제적 어려움 때문에 생기는 우울증이 가장 큰 정신질환 요인이다. 통상 '불황 우울증'이라 한다.

돈 때문에 생기는 우울증

맹자는 '항산이 없으면 항심도 없다無恒産無恒心'고 했다. 항산은 직업, 일자리로 돈이 생기는 것이고 항심은 도덕심이다. 누구나 바른 생각, 바른 행동이 좋은 줄 알지만 먹고 사는데 찌들면 그게 아주 어렵다.

'불황 우울증'에는 크게 두 가지 유형이 있다. 하나는 대박이나 한방에 집착하는 한탕주의형이다. 술, 담배, 게임 같은 것에 중독되기 쉬운 사람은 한탕주의에 빠지기 쉽다. 이런 것에 목숨을 걸면 목숨을 잃기에 딱 알맞다. 다른 한 유형은 집안에 틀어박혀 세상과 단절하는 외톨이나 노숙자가 되는 의욕상실형이 있다. 심하면 스스로 목숨을 끊고 싶어 하는 충동까지 생긴다.

지인 중에 60대 중반의 건축설계사가 있다. 젊어서 건축설계회사를 차렸는데, 하는 일마다 안 되는 바람에 빚더미에 주저앉았다. 중학교 교사로 일하는 아내 덕에 먹고는 살았지만 아내가 정년퇴직을 하자 살기가 힘들어졌다.

그는 여전히 수입 없는 회사로 버텼다. 남의 회사에 취직하면 꽤 많은 월급을 받을 수 있지만 자기 회사를 고집했다. 당시 건축사 자격자들은 대부분 수입이 좋았다. 그런데도 군이 제 명의를 고집하다가 적자 속에 수십 년을 보낸 것이다.

하루는 머리가 너무 심하게 아파서 병원을 찾았다. 정밀 검사를 하자, 뇌신경이 50퍼센트 이상 막혀 있고 경동맥도 절반 이상 굳었다. 수십 년간 속을 썩히면서 고민하고 살아온 결과였다. 병원에서는 더 이상 손을 쓸 수 없다고 한다.

다행히 부모와 같이 살던 집이 재개발지역으로 수용된 덕에 큰돈이 생겼다. 부모는 그에게 명의 이전을 하고 세상을 떴다. 간신히 돈 걱정, 빚 걱정에서 벗어났는데, 이번에는 형과 동생들이 유산을 나눠야 한다고 소송을 했다. 그는 머리를 싸매고 누웠다. 그냥 법대로 나눠 주면 되는데, 사람 욕심이 그렇지 않았던 것이다.

며칠 전, 중환자실에 입원했는데 절망적이라는 의사의 소견이 있었다고 전해 왔다. 속을 상하면 속만 상하는 게 아니다. 뇌세포가 파괴된다. 일반적으로 스트레스를 받으면 목 주변의 근육이 딱딱해지고 두통, 가슴 통증, 어지럼증이 생긴다. 목 림프절이 굳어진 탓이다. 소화불량성 복통, 변비, 설사도 동반한다. 허리 주위의 림프절이 영향을 받아 생기는 현상들이다. 면역력이 떨어져 비염, 천식, 감기도 잘 걸린다. 짜증, 화내기, 불면증, 오래 자는 것 모두 스트레스가 불러오는 증상들이다.

피그말리온 효과

흔히 불면증이 있는 사람은 '오늘밤, 잠이 안 오면 어쩌지?' 하고 걱정하는 경우가 많은데, 이런 걱정을 하면 실제로 잠이 오지 않는다. 심리학 용어로 자기충족 예언 *self-fulfilling prophecy*이다. 말이 씨가 되는 것이다. 스스로 예언자가 되어 '나는 정말 운이 없다. 어떻게 하는 일마다 안 되나!' 하는 마음을 먹으면 점점 수렁으로 빠져들기 쉽다. 그러나 이 세상의 그 누구도 내일 무슨 일이 일어날 지는 모르는 법이다. 한 시간 후, 아니 1초 후에 무슨 일이 있을지는 아무도 모른다.

'피그말리온 효과'라는 말이 있다. 긍정의 마음을 먹으면 긍정의 효과가 생기는 것을 말한다. 행복하다고 생각하면 행복해지고 불행하다고 생각하면 불행해진다. 제2차 세계대전 당시, 아우슈비츠 유태인수용소에서도 희망과 용기를 가진 사람은 살아남았고 시베리아 유형지에서도 긍정의 마음을 가진 사람들은 살아남았다. 아우슈비츠 수용소에서 살아남은 정신의학자 빅터 프랭클은 《죽음의 수용소에서》에서 '고통이 곧 삶의 의미'라고 했다. 왜 살아야 하는지를 아는 사람은 그 어떤 상황도 견뎌 낼 수 있다면서, 미래에 대한 기대와 희망을 잃으면 절망에 무릎을 꿇게 된다는 이야기다.

걸어라. 계속 걸어라. 힘들게 걷다 보면 희망이 보인다. 용기와 희망의 빛이 보이고 긍정의 마음이 생긴다.

죽으려고 20일간 걸은 남자

많은 사람들이 고통 속에서도 살아가고 있다. 죽지 못해 사는 게 아니라 용기를 가지고 의연하게 어려움과 맞서고 있다. 죽기는 쉽다. 어려움을 헤쳐 나가면서 사는 게 어렵다. 죽기로 작정하고 죽을 방법을 찾고자 무작정 걷다가 되레 살려는 의지가 솟구친 50대 중반의 남자를 보자.

그는 사업을 하다가 쫄딱 망했다. 유일한 재산인 집 한 채도, 명예퇴직금도 다 쏟아 부었지만 망했다. 아내의 친정 돈까지 다 말아먹었다. 돈이 없어서 파산 신청도 할 수 없었다. 신용불량자가 되었고 할 수 있는 게 하나도 없었다. 하루 종일 술만 마셨다. 죽을 때까지 마시기로 했다. 두 달이 지나자, 술 마시는 것도 지겨워졌다.

'술로 죽을 팔자가 안 되는구나.'

그는 다른 방법을 찾아 죽기로 했다. 제주도를 둘러보다가 그냥 해안가 절벽에서 떨어져 죽기로 마음먹었다. 김포−제주행 2만 원짜리 할인항공권을 구해 제주도로 갔다.

공항 근처의 찜질방에서 자고 이튿날 새벽부터 걸었다. 올레길을 따라 하루 종일 걸었다. 먹은 것이라곤 컵라면 한 개뿐이었다. 하지만 죽을 만한 곳이 눈에 띄지 않았다. 다시 찜질방에서 자고 이튿날 새벽부터 걸었다. 어두워질 때까지 걸었다. 먹은 것은 역시 컵라면 하나였다. 죽을 곳을 찾지 못해 계속 걸었다.

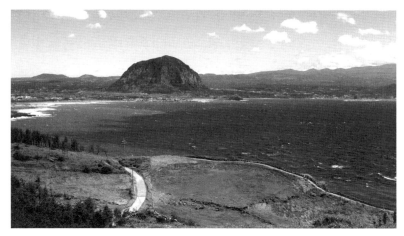
제주도 올레길 10코스의 정점에 있는 송악산에서 바라본 산방산.

하루 20~30㎞씩 열흘간 200여㎞를 걸었다. 발은 부르트고 찢어져 양말에 피가 흥건히 고였다. 발과 허리, 다리가 아팠지만 곧 죽을 것이라고 생각하자 견딜 만했다. 배고픈 것도 없어졌다. 비가 억수로 와도 걸었다. 감기 몸살로 오들오들 떨면서도 걸었다.

제주도의 올레길은 425㎞다. 열흘 동안 걷자, 다시 처음 걷기 시작하던 곳으로 돌아왔다. 20일쯤 걸렸다. 마지막으로 한라산에 올라갔다. 날마다 컵라면 한두 개를 먹고 올레길을 일주하고 한라산을 올라갔다 온 것이다.

찜질방 해수탕에서 잠시 몸을 추스르면서 생각했다.

'내가 여기 왜 왔지?'

그는 처음 계획한 자살을 까맣게 잊고 있었다. 아내가 그리웠다. 자식들이 보고 싶었다. 아내에게 전화를 했다.

"나, 내일 집에 갈 거야!"

일단 걸어라. 묻지도 따지지도 말고 무작정 걸어라. 걷다 보면 답이 나온다. 아니, 일단 살아라. 살다 보면 길이 열린다. 절망과 고통은 삶의 한 부분이다. 이것이 없으면 희망도 기쁨도 행복도 없다. 맑은 날만 계속되면 사막이 된다. 기쁨과 슬픔, 희망과 절망, 행복과 불행은 삶이 지속되는 한 반복되게 마련이다.

무조건 걷자. 오늘부터 걷자. 오늘은 어제 죽은 사람이 그렇게 살고 싶었던 귀중한 날이 아닌가.

두 손으로 삶을 꼭 붙드세요

'눈물이 나도록 살아라.'

이 말은 2014년 36세라는 젊은 나이에 대장암 4기 진단을 받고 남편과 두 자녀를 남긴 채, 세상을 떠난 영국의 샬롯 키틀리가 마지막으로 남긴 말이다.

그녀는 암세포가 간과 폐로 전이된 6개월 시한부 인생이었다. 무려 39회의 화학요법 치료와 25회의 방사선 치료를 견뎌 내면서 일년을 더 살았다. 그녀가 마지막으로 블로그에 써 놓은 글을 보자.

"살고 싶은 나날이 이리 많은데, 저한테는 허락되지 않네요. 아이들이 커 가는 모습도 보고 싶고 남편에게 못된 마누라도 되면서 늙어 보고 싶은데, 그럴 시간을 안 주네요. 죽음을 앞두고 보니, 매일 아침마다 아이들에게 '일어나라, 서둘러라, 이 닦아라' 등 소리소리 지르던 나날이 행복이었더군요.

해 보라는 온갖 치료는 다 받아 봤어요. 기본적인 의학요법은 물론이고 기름에 절인 치즈도 먹어 보고 쓰디쓴 즙도 마셔 봤습니다.

침도 맞았지요. 그런데 아니더라고요. 귀한 시간을 낭비했다는 생각이 들더군요.

장례식 문제를 미리 처리해 놓고 나니, 아침마다 일어나서 아이들을 껴안아 주고 뽀뽀해 줄 수 있다는 게 새삼 감사하게 느껴졌어요. 얼마 후면, 나는 남편 곁에서 잠을 깨는 기쁨을 잃게 될 것이고 남편은 무심코 커피 잔을 두 개 꺼냈다가 한 잔만 있어도 된다는 사실에 슬퍼하겠지요. 딸아이 머리를 땋아 줘야 하는데…. 아들이 잃어버린 레고 조각이 어디로 굴러 들어갔는지는 나만 아는데, 앞으로는 누가 찾아 줄까요.

6개월 시한부 판정을 받고 22개월을 더 살았습니다. 덕분에 초등학교 입학 첫날, 아이를 학교에 데려다 주는 기쁨을 품고 갈 수 있게 되었습니다. 아이가 처음 이빨 빠진 기념으로 자전거를 사 주러 갔을 때는 정말 행복했어요. 보너스 일 년 덕분에 30대 중반이 아니라 30대 후반까지 살고 가네요.

중년의 복부비만, 늘어나는 허리둘레, 그거 한번 가져 봤으면 좋겠습니다. 희어지는 머리카락, 그거 한번 뽑아 봤으면 좋겠습니다. 그만큼 살아남는다는 얘기잖아요. 저도 한번 늙어 보고 싶네요. 부디 삶을 즐기면서 사세요. 두 손으로 삶을 꼭 붙드세요. 저는 여러분이 부럽습니다."

거친 음식, 거친 생활로 면역력 높이자

2019년 말부터 세상의 모든 사람들이 신종 코로나 바이러스 감염증 –19로 불안에 떨고 있다. 세계보건기구가 1968년의 홍콩독감, 2009년의 신종플루에 이어 세 번째로 세계적 대유행 상태인 팬데믹을 선언할 정도로 엄청나게 확산되고 있다. 그에 따라 바이러스 예방을 위한 면역력의 가치가 새롭게 조명되고 면역력 강화에 대한 관심이 그 어느 때보다도 높아졌다. 특히 자가면역력을 높이기 위한 갖가지 방법들이 화두로 등장한 가운데, 온갖 매체를 통해 면역력 증진에 좋다는 식품이나 운동요법 등이 소개되고 있다.

면역력은 글자 그대로 외부에서 들어오는 병원균에 저항하는 힘이다. 육체적 맷집이다. 죽을병에 걸려도 이기는 힘이다.

바이러스에 감염되더라도 감기처럼 열만 나다가 끝나는 사람이 있는가 하면 폐렴으로 죽는 사람이 있다. 이것은 다 면역력의 차이 때문이다. 일반적으로 면역력은 30대부터 감소하기 시작하여 40대가 되면 급격히 하락하고 50대를 지나면 악화된다. 그래서 면역력

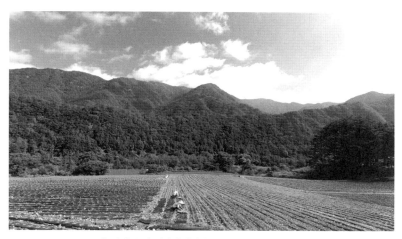

예로부터 물, 불, 바람의 세 가지 재난이 닥치지 않는 피장터였던 아침가리의 화전 밭.

이 약해져 암에 걸리기 쉬운 50대 이후를 '암연령'이라고도 부른다.

면역력을 높이고 유지하려면 어떻게 해야 할까. 면역력은 단순히 몸에 좋은 음식을 먹거나 운동으로 하루아침에 높여지는 게 아니다. 내가 30여 년 전에 한약방을 했던 오지 마을에서 자연인처럼 살아가던 사람들을 이야기해 보자.

삼둔 오가리의 화전민들

내가 한약방을 시작한 곳은 설악산과 오대산 사이에 있는 상남이란 산골 마을이었다. 당시 이곳은 전기, 전화가 개통된 게 불과 일년 전이었고 면 소재지였지만 자동차는 한 대도 없었다. 경운기만 몇 대 굴러다녔다.

조선시대의 대표적 예언서인 정감록에 따르면, 이곳은 예로부터 세 가지 재난, 즉 물(홍수와 흉년), 불(전염병), 바람(전쟁)이 들어오지 않는 삼둔과 오가리를 품고 있는 피장 터였다. 삼둔은 살둔, 월둔, 달둔이고 오가리는 아침가리, 명가리, 연가리, 곁가리, 적가리를 말한다. 여기서 '둔遁'이란 산골 안의 너른 땅, '가리'는 깊은 계곡에서 밭을 일굴 만한 터를 가리키는 말이다. 내가 정착한 상남은 삼둔과 오가리의 가운데 위치한다.

이곳에서 화전 밭을 일구는 농민들은 산속 곳곳에서 구슬땀을 흘리며 살아간다. 그들의 특징은 나이에 상관없이 모두 다 일한다는 점이다. 갈비뼈가 부러진 노인이 얼굴을 찡그리고 식은땀을 비 오듯 흘리면서도 밭에서 일하는 모습, 산모가 출산한 이튿날에 밭으로 일하러 가는 모습은 조금도 낯선 광경이 아니었다.

그런데 의외의 사실을 발견했다. 유독 간경화, 간암 환자가 많았다. 이유가 무엇일까. 물 맑고 공기 좋고 약초와 산나물이 바닷가 모래알처럼 많은 곳에 살고 있는데…. 일 년 내내 열심히 일하면서 청정 음식만 먹고 해 뜨면 일하고 해지면 잠자는 청교도 같은 생활을 하는데….

한약방에 간질환 환자가 찾아오면, 먼저 홍천 아산병원에 가서 검사를 받으라고 했다. 50대 초반인 박 구장도 그중 한 사람이었다. 구장이란 요즘의 이장을 가리키는 말이다.

농약과 술 때문에

그가 병원에서 받은 검사 결과는 간암이었다. 병원에서는 당장 입원하여 색전술을 받아야 한다고 했다. 며칠 후, 나를 찾아와서는 한약방에도 간암에 도움이 되는 약이 있느냐고 물었다.

"그거 고칠 수 있어요."

"간염이 아니고 간암이요, 간암!"

그는 내가 잘못 들은 줄 안 모양이다.

"알아요. 간암인 줄…."

내가 너무 쉽게 말하자, 그는 어이없다는 표정을 지었다.

"정말 나을 수 있을까요?"

"내 말만 잘 들으면 안 죽어요. 당신이 간암에 걸린 이유가 뭔지 알아요?"

"몰라요."

"농약 치고 술 마셔서 생긴 병이니, 농약을 안 치고 술 안 마시면 금방 낫지요. 이유를 알았으니 고치는 거 별것 아니에요."

이곳 사람들은 대대로 하늘이 주는 대로 농사지으며 약초를 캐면서 살아왔다. 가뭄을 주면 가뭄을 받고 장마를 주면 장마를 받았다. 삼복더위나 엄동설한이나 다 묵묵히 받으며 오랜 세월을 야생 동물처럼 살아온 사람들이다.

화전 밭은 농사를 지은 지 5년이 지나면 땅의 힘이 없어져 메밀 같은 농작물 외에는 심을 게 없다. 그런데 1960년대 새마을사업이 시작되면서 큰 변화가 생겼다. 비료를 주고 농약을 뿌리자, 어느 밭이든 소득이 엄청나게 늘었다.

하지만 농민들은 농약을 뿌리면서 안전장비를 갖추지 않았다. 자연히 농약을 흡수하면서 심한 두통이 생겼다. 두통을 없애려고 술, 주로 소주를 마셨는데, 커다란 대접에 소주를 가득 부어 한두 대접씩 마시곤 했다. 집집마다 한 되짜리 소주를 한 짝씩 사다 놓을 정도였다.

안전장비 없이 농약 치고 하루에 소주를 한두 대접씩 5년간 마시면 몸에 어떤 현상이 생길까. 간염, 간경화, 간암 따위가 생긴다. 고혈압, 고지혈증, 당뇨 따위는 아예 병축에도 끼지 못한다.

나는 농약과 술을 멀리 하되, 엿 또한 먹지 말 것을 당부했다. 농사일이 없을 때, 그는 하루 종일 산에 다니는 게 일과였는데, 그때마다 옥수수로 만든 엿으로 끼니를 때웠다. 당시 엿은 장거리 산행에 필수품이었고 백두대간을 넘나드는 보부상들의 필수 양식이기도 했다. 유럽의 알프스를 넘어 다니는 등짐장수들은 초콜릿을 가지고 다녔다. 하지만 지금은 엿이든 초콜릿이든 암세포를 먹여 살리는 최고의 식량이다.

옥수수는 대장을 도와 미생물을 활성화시키는 저항성 탄수화물이다. 면역력을 키우는 훌륭한 식품이다. 하지만 가공해서 엿을 만들면 인체에 필요한 식이섬유는 사라지고 암세포가 좋아하는 당분만 남는다. 옥수수로 올리고당을 만들면 더 해롭다. 암세포의 먹이가 되고 혈액을 더럽히고 고지혈증, 지방간 따위가 생기게 하는 고약한 식품이 된다.

알코올 중독의 후유증

그는 내가 말한 대로 엿이나 단맛 나는 음식을 철저하게 피했다.

보름쯤 지나자, 술을 마시지 않았는데 몸이 더 아프고 덜덜 떨리는 수전증에 소변이 거의 나오지 않는다고 하소연했다. 황달까지 겹쳤다. 수십 년간 날마다 두세 병씩 마시다가 별안간 끊으니 여러 가지 금단 현상이 생기는 건 당연하다.

손발을 만져 보니, 얼음처럼 차가웠다. 죽은 이의 손발을 만지는 느낌이었다. 우선 사관四關에 지압을 했다. 사관은 몸의 기운을 돌게 하는 기본적인 네 개의 혈이다. 손에 합곡合谷 두 혈, 발에 태충太衝 두 혈을 말한다. 합곡은 손의 엄지와 검지 사이를 말하고 태충은 발의 엄지발가락과 두 번째 발가락이 만나는 곳이다.

지압을 하자, 약간의 온기가 돌았다. 이어, 큰 대접에 소주를 붓고 젓가락으로 찍어서 먹어 보라고 했다. 한 방울을 찍어 혀끝에 대고 있으면 알코올 기운이 혀 신경에서 뇌로 전달된다. 술을 마시면 위와 장을 통해 흡수된 후 혈관을 통해 뇌로 가서 취하므로 많은 알코올이 소모된다. 몇 방울을 혀에 바르자 수전증이 멎었다. 잠시 후 소변을 보겠다고 일어섰다.

알코올 중독의 후유증은 갖가지 형태로 온다. 음식을 먹지 못하거나 수전증, 소변불리, 불면증 등 여러 가지다. 모두 고통스런 증상들이다. 나는 수전증이 올 때마다 소주 몇 방울씩 혀에 대라고 했다. 마약 중독자가 금단 증세로 괴로워하면 쓰는 방법이기도 하다.

황달과 부종에는 인진오령산을 처방했다. 인진오령산은 부종 처방인 오령산에 인진을 넣은 것으로 황달, 복수, 신장염, 간경화, 소변불리 따위에 쓰는 처방이다. 인진 외에 택사, 적복령, 백출, 저령, 육계 등이 들어간다. 약초를 많이 캐 온 그는 인진쑥이 들어가는 처방을 하자, 일그러진 표정을 지었다.

"인진쑥을 먹으면 정력이 사라지는데…. 정력을 줄게 하는 약은 몸에 해롭지 않나요?"

"지금이 정력 타령을 할 때인가요? 집에 불나면 가재도구를 꺼내야 할까요, 불부터 꺼야 할까요?"

다 죽어 가는 환자라도 정력 타령을 하면 희망이 있다. 정력은 생산에만 쓰는 게 아니다. 생식에 필요한 것이면서 생명체가 살아가는 원동력이고 삶의 원천이다. 생식 능력이 없어도 문제가 되지만 살 힘이 없으면 더 큰 문제가 된다. 남자들이 정력에 혈안이 되는 것은 그 자체가 생명이고 목숨이기 때문이다.

그는 또 틈날 때마다 가칠봉에 가서 삼봉약수를 병에 담아 가지고 약간 데워서 마셨다. 삼봉약수는 개인약수와 더불어 위장병 환자들이 즐겨 찾는 곳이다.

한 달이 지나자, 그의 몸에서 황달과 부종이 사라졌다.

거친 음식과 거친 생활

그는 평소와 다름없이 열심히 밭일을 하고 산에 다니면서 나물과 약초를 캤다. 감자에 보리쌀을 10퍼센트쯤 넣고 지은 감자밥을 지어 먹고 그 누룽지를 시꺼멓게 태운 뒤, 물을 붓고 끓인 숭늉을 물 대신 마셨다. 반찬은 산나물이나 마, 더덕 외에 얼레지, 곤드레, 엉

백합과 식물인 얼레지. 잎은 나물로 먹고 뿌리줄기는 한방에서 해열, 해독, 이뇨제로 달여 사용한다.

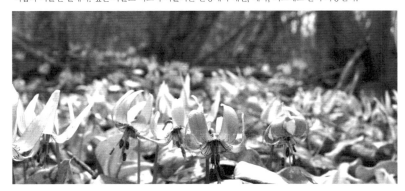

경퀴 따위를 무쳐 먹기도 했다. 푹 삶은 후, 찬물에 하루 동안 담가서 독을 제거하고 오래 묵은 된장에 찍어 먹었다.

또 칡꽃, 유근백피, 포공영, 금은화 외에 강작약을 가루로 만들어 먹거나 끓여서 수시로 마셨다. 강작약이란 강원도 산에서 자라는 자연생 작약, 즉 산작약을 가리킨다. 간에 독소가 뭉친 것을 풀어 주고 통증을 줄여 주는 최고의 단방 약이다.

그 후, 한동안 그의 소식을 듣지 못했다. 나 역시 산골을 떠났기에 그가 죽었는지 살았는지 알 수 없었다. 그러다가 얼마 전에 그가 희수연喜壽宴을 했다는 소식을 전해 들었다. 죽기로 한 지 30여 년의 세월이 흘렀는데….

그가 병을 딛고 일어선 힘은 어디서 비롯된 것일까.

콩, 현미, 우리밀, 옥수수, 기장, 감자 따위의 거친 음식과 얼레지, 곤드레, 엉겅퀴, 더덕 따위의 산나물, 그리고 몸이 웬만큼 아파도 하루 종일 일하느라 바쁘게 움직이다가 해지면 깊은 잠에 빠지고 다시 해 뜨면 일을 시작하는 거친 생활이 아닐까.

면역력을 높이려면 이처럼 거친 음식과 거친 생활이 필수적이다. 특히 몸을 고단하게 만드는 게 면역력을 높이는 가장 빠른 지름길이다. 몸이 고단하면 마음도 편안하다. 육체적으로 기진맥진하게 움직이면 잡념이 들어올 틈이 없다.

마음가짐과 자세도 중요하다. 심리학에 회복탄력성이란 말이 있다. 자신에게 닥친 시련과 고난, 역경을 이겨 내고 용수철처럼 더 높이 뛰어오르는 마음의 힘을 말한다. 긍정적인 힘이고 정신적인 면역력이다. 그래서 더욱 스트레스를 다스리는 지혜가 필요하다.

사는 것도 힘들지만 죽는 것도 쉽지 않다

어느 날, 지하철에서 70대 후반으로 보이는 두 할머니가 오랜만에 만난 또래 친구처럼 도란도란 이야기를 나누고 있었다. 듣다 보니, 이야기하는 사연들이 너무나 구구절절했다.

두 할머니의 버킷리스트

한 할머니는 6년 전에 식당에서 설거지 아르바이트로 생계를 꾸려가고 있었다. 유난히 피곤하고 허리가 아파 병원을 찾았더니, 대장암이란 진단이 나왔다. 수술을 권하는 의사에게 형편이 여의치 않다고 하자, 의사는 아무 말도 하지 않았다.

당시 남편은 아파서 병원에 입원해 있었다. 자식들 역시 저마다 먹고 살기 바쁘고 힘든 처지인지라 손을 내밀기 어려웠다. 처방을 받은 약도 먹지 않고 아무에게도 말하지 않았다. 그냥 일하다가 그냥 죽겠다고 생각했다.

그런데 계속 일하는 게 힘에 부쳤다. 일을 잠시 쉴 할머니는 강원도 산골에서 농사를 짓고 있는 동생 집으로 갔다.

하루 종일 산을 돌아다녔는데, 유독 버섯이 많이 눈에 띄었다. 먹을 수 있을 것 같아 눈에 띄는 대로 따거나 캤다. 동생이 독버섯인지 아닌지를 구별하는 요령을 가르쳐줬다. 결대로 잘라지는 버섯은 먹을 수 있지만 자를 때 부서지면 독버섯이라는 이야기다.

이튿날부터 결대로 잘라지는 버섯을 찾았다. 무슨 버섯인지 이름도 몰랐다. 그냥 따거나 캐서 무쳐 먹고 전을 해 먹고 푹 삶아 먹었다. 항아리에 넣고 소금을 부어 염장을 하기도 했다. 식물은 설탕보다 소금으로 발효시키는 게 암 환자에게 좋다는 말을 들은 적이 있어서다. 거의 버섯만으로 매 끼니를 때웠다.

겨울이 일찍 왔다. 11월인데 온 산이 눈으로 덮였다. 할머니는 염장한 버섯과 눌은밥만 먹으면서 버섯을 찾아다녔다. 버섯이 있는 곳에는 눈이 녹아 있었다. 버섯 기운이 뜨거워 눈을 녹인 것이라고 생각했다. 뜨거운 식물은 암세포를 죽인다는 말을 들은 기억이 났다. 부자附子를 먹고 암을 고쳤다는 이야기도 들은 적이 있는데, 눈 속에 보이는 버섯이 부자 역할을 할 것이라 여겼다.

하루 종일 눈 덮인 산을 돌아다니며 버섯을 캤다. 어느 날은 1kg, 많이 캐는 날은 2kg을 채취했다. 동생은 물론, 마을에서 약초를 수십 년간 캔 노인도 그렇게 많이 캐는 경우는 처음 본다고 했다.

봄이 되자, 서울로 올라왔다. 병원에 가서 수술을 권유하던 의사를 만났다. 검진을 마친 의사는 눈이 똥그래지면서 암세포가 없어졌다고 한다. 그동안 뭘 먹었느냐고 물어서 버섯만 먹었다고 말하자, 의사가 말했다.

"지금까지 해 오신 것처럼 계속 드세요. 재발하지 않게…."

할머니는 다시 식당에서 설거지 일을 시작했다.

6년이 지난 어느 날, 강원도에 살고 있는 동생이 대장암 진단을 받았다는 소식을 들었다. 부리나케 가서 예전에 따거나 캤던 버섯을 찾았지만 하나도 보이지 않았다. 결국 동생은 병원에서 수술하고 항암 치료를 받기로 했다.

강원도에서 돌아온 날, 자식들이 물었다.

"엄마, 예전에 왜 강원도 산골에 갔어요?"

"암에 걸리니까 더 이상 일하는 게 힘들어서 산속을 헤매다가 죽으려고 했지."

그동안의 사연을 들은 자식들은 울음을 터뜨렸다. 할머니도 눈물을 쏟았다.

"죽는 것도 팔자에 없으면 안 되는가 보다. 이젠 내가 바라는 것은 딱 하나야. 일하다 죽는 거."

지하철에서 이야기를 나누던 또래 할머니의 사연도 비슷했다.

할머니 역시 10여 년 전에 장암이란 판정을 받고 얼마 못 산다는 말을 들었다. 순간, 날마다 술에 절어 횡포 부리는 남편과 사느니, 차라리 죽는 게 행복할 것이라는 생각이 들었다. 하지만 할머니는 모태 신앙으로 독실한 기독교인이었다. 기독교 신자에게 자살은 구원을 받지 못하는 커다란 죄다. 결국 자살할 수 없었는데, 죽을병에 걸렸으니 고맙게 느껴졌다고 했다. 이제 편안히 죽을 수 있으니 잘된 일이라는 것이다.

그런데 돌연 남편이 교통사고로 죽었다. 그러자 오히려 살고 싶어졌다. 누군가 눌은밥에 새우젓을 먹고 장암을 고쳤다고 했다. 할

머니 역시 똑같이 했더니, 아직까지 죽지 않고 살고 있다는 이야기
였다. 할머니의 마지막 말이 아직도 귓가를 맴돈다.

"사는 것도 힘들지만 죽은 것도 만만치 않아. 이젠 하루하루 할
일이 있고 일할 수만 있다면 더 이상 바랄 게 없어."

몸과 마음의 시그널대로

죽는 것도 쉽지 않다는 말을 듣는 순간, 평생 격투기 선수로 살아
온 선배가 생각났다.

어느 날, 선배가 동네 공원에 갔다. 엉치뼈를 다쳐 지팡이를 짚고
다니는 처지라 천천히 걸었다. 그런데 한쪽에서 술 취한 남자 셋이
큰소리로 떠들고 있었다. 50대쯤으로 보이는 남자 하나와 60대의
남자 둘이었다. 너무 큰소리로 떠들면서 소란을 피워 주위 사람들
모두 찡그린 표정이었다. 선배가 다가가 말했다.

"목소리들이 너무 커요."

소리 높여 떠들던 세 남자가 동시에 선배를 쳐다봤다.

선배는 1934년생 개띠다. 머리털이 거의 다 빠져 하얀 지푸라기
같은 머리카락이 몇 가닥 있을 뿐이다. 작은 키가 더 작게 보였다.

'쬐그만 영감이 지팡이 짚고 참견하다니….'

세 남자는 아마도 이렇게 생각했던 모양이었다.

"봉변 당하지 않으려면 영감태기는 저리 꺼져!"

선배가 말했다.

"버릇없이 굴면 매 맞는다!"

"이봐, 노친네! 말조심해. 맞아 죽지 않으려면….”

선배가 다시 조용히 말했다.

"우리 서로 때리고 맞은 다음에 고소나 고발 같은 거 하지 않기로 하지!"

"좋다!"

말이 끝나자마자, 선배가 주먹질을 세 번 했고 세 남자는 거의 동시에 땅바닥에 누웠다. 선배가 말했다.

"더 맞을래? 없던 걸로 할까?"

그들은 누운 채 고개를 옆으로 절레절레 흔들었다.

"그래, 없던 일로 하세."

지팡이 짚고 공원을 나선 선배가 내게 연락했다.

"손목이 안 아파요?"

"아파도 참아야지."

선배는 12년 전에 신장암, 방광암, 전립선암이란 진단을 받고 뼈로 전이되었다는 검사 결과도 들었다. 친구 아들인 담당 의사가 뭔 말을 하려고 하자, 말문을 막았다.

"됐네. 고맙네. 나, 가네."

선배는 딱 세 마디만 하고 병원을 나섰다. 진단만 받았을 뿐 아무런 치료나 처방도 받지 않았다. 특별한 식이요법도 찾지 않았다. 평소와 똑같이 먹고 지냈다. 아프면 참았다. 아픈 게 심해질 때마다 '죽으면 그만이지'라고 마음먹자, 그럭저럭 견딜 만했다. 한마디로 선배는 자기 식대로 적당히 살다가 세상을 떠나려 했던 것이다. 남이 뭘 하건, 뭘 먹건, 관심을 두지 않았다. 몸과 마음의 시그널대로 사는 게 하늘의 뜻을 따르는 것이라면서 늘 '적당'을 강조했다.

"나이 여든이 넘으면 아픈 게 당연한 것 아닌가. 적당히 살다가 죽는 게 최고야. 적당한 게 중용이고 변증법이지. 생긴 대로 살다가 생긴 대로 가는 거야."

우리 DNA에는 무수히 많은 정보가 담겨 있다. 환경에 적응하기 위해 필요한 정보는 개발되어 발전하고 필요가 없는 정보는 퇴화하여 도태된다. 예컨대, 아프리카에서 태어난 일란성 쌍둥이가 커 가면서 헤어졌는데, 한 명은 미국으로 입양되었고 다른 한 명은 그냥 아프리카에 남았다. 30년이 지나고 살펴보니, 두 사람은 생각하는 것뿐만 아니라 체질이나 식성이 완전히 달랐다.

이유는 간단하다. 미국에 살면 미국식 환경에 적응하기 위해 DNA의 여러 정보 스위치 가운데 필요한 것은 열리고 필요가 없는 것은 닫힌다. 아프리카에서 자란 쌍둥이도 마찬가지다. 아프리카에 사는데 적합한 정보 스위치는 열리고 필요 없는 것은 닫힌다.

한의학에서는 환경에 따라 DNA의 정보 스위치를 올바르게 열고 닫는 것을 최고의 경지로 본다. 황제내경에서도 소음, 태음, 소양, 태양 등 4개의 사상체질을 넘어선 사람, 즉 마음과 몸을 수련하여 환경에 DNA를 적응시킨 사람을 음양화평인陰陽和平人이라 하여 으뜸으로 여겼다. 최고의 건강 비결은 이처럼 마음과 몸을 수련하고 주어진 환경에 적응하여 사는 것이다. 이것이 곧 선배가 지향하는 '적당'의 참뜻이었다.

너무 늙은 나이란 없다

선배는 골초였다. 하루에 담배를 두 갑씩 피웠다. 선배가 암에 걸렸다고 하자, 가까운 사람들은 모두 폐암이라고 생각했지만 폐는 멀쩡했다. 선배는 여전히 하루에 담배를 두 갑씩 피우고 절뚝절뚝 걸으면서 하루하루 보내고 있다.

"죽는 것도 만만치 않아."

선배가 웃으면서 한 말이다.

선배는 암 진단을 받고서 딱 하나 끊은 게 있다. 날마다 소주 두 병을 마셨는데, 진단을 받은 다음날부터는 한 방울의 술도 마시지 않았다. 술에 취한 채 죽기 싫어서다.

'순천자흥 역천자망順天者興 逆天者亡'이란 말이 있다. 하늘의 뜻을 따르면 흥하고 하늘의 이치를 어기면 망한다는 뜻으로 맹자의 이루상편離婁上篇에 나오는 말이다.

사람은 태어나자마자 늙기 시작한다. 늙으면서 몸이 아프다. 몸이 아프다가 죽는다. 그런데 사람들은 대부분 늙기를 외면하고 아픈 것을 싫어하고 죽는 것을 거부한다. 사는 것만 생각하고 죽는 것은 생각조차 하지 않으려 한다.

하루는 점심 식사를 하는 식당에서 할머니 셋이 심각하게 이야기하는 것을 우연찮게 들었다. 70대 초반으로 보이는 한 할머니가 말했다.

"이젠 너무 늙어서 아무것도 할 수 없고 하기도 싫어요."

그러자 마주앉아 있는 한 할머니가 혼잣말처럼 말했다.

"내가 그 나이라면 걸어서 세계일주를 할 텐데…."

이야기를 들어 보니, 그 할머니는 80대 초반으로 남편이 10년째 중풍과 치매로 고생하고 있었다. 간병인이 집에 오는 게 번거롭고 돈도 많이 들자, 할머니는 자신이 직접 간병사 자격시험을 치렀고 이젠 정식 간병사의 자격으로 남편을 돌보고 있는 중이다. 또 다른 할머니는 80대 중반으로 8년 전에 간병사 자격을 얻어 알츠하이머병에 걸린 남편을 간병하고 있다. 두 사람은 여전히 살림하고 남편을 돌보며 정부에서 주는 간병인 수당을 받고 있는 것이다.

두 할머니는 일이 많아서 아플 시간도 없고 늙을 시간도 없다고 했다. 그렇다. 너무 늙은 나이란 없다. 숨 쉬고 움직이고 일을 하는 한, 그는 살아 있는 사람이다.

그래, 끝날 때까지는 끝난 게 아니야

아픈 데도 없고 밥도 잘 먹고 잠도 잘 잔다. 그런데 갑자기 혈뇨가 나와 병원에 갔더니, 말기암이란 진단에 살날이 얼마 남지 않았다는 판정을 받는다면 얼마나 황당할까. 며칠 전에 지리산에도 다녀왔었는데···. 70대 중반의 노인이 4년 전에 겪은 이야기다.

용기를 잃으면 백약이 무효다

어느 날, 소변을 보는데 피가 나왔다. 소변이 몽땅 피였다. 황급히 병원을 찾았더니, 전립선암이 여기저기 번졌다고 한다. 나이가 지긋한 의사는 수술, 항암 치료, 방사선 치료 등 연명 치료는 아무런 의미가 없다면서 보호자를 따로 불러 임종을 준비하는 게 좋겠다고 말했다.

노인은 병원을 나서면서 저절로 욕이 나왔다. 당장 내일 죽더라도 '인간의 정신력은 가끔 기적을 일으킵니다. 마지막 순간까지 용

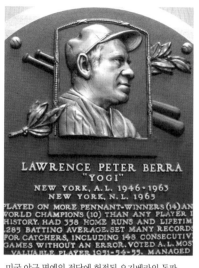
미국 야구 명예의 전당에 헌정된 요기베라의 동판.

기와 희망을 잃지 마세요' 라고 말해야 하는 게 아닌가. 새삼, 뉴욕 양키즈 팀에서 한 시대를 풍미했던 전설적인 포수 요기 베라의 말이 떠올랐다.

'끝날 때까지는 끝난 게 아니다It ain't over till it's over.'

미국인들은 대체로 죽기 전까지는 진짜 죽은 게 아니라고 생각한다. 나이가 많건 적건 따지지 않는다. 그래서 죽기 전까지 활동하는 게 몸에 배어 있다. 야구를 좋아하는 노인이 기억하는 요기베라 역시 선수 생활에서 은퇴한 뒤, 90세에 죽을 때까지 왕성하게 사회봉사 활동을 했다.

'그래, 죽을 때까지는 죽은 게 아니야.'

생각은 이렇게 했지만, 하늘이 잿빛으로 보이고 다리가 후들거려서 걷기가 힘들었다. 내게 전화하는 목소리도 떨렸다.

내가 말했다.

"혈뇨가 안 나오게 할 자신이 있으니 용기를 잃지 마세요. 용기를 내버리면 백약이 무효입니다."

택사, 적복령, 백출, 저령, 육계로 구성된 오령산 처방에 산사를 잔뜩 넣은 약을 보냈다. 산사는 오령산과 잘 어울리는 처방이고 혈변에도 도움이 된다. 띠뿌리, 옥수수수염, 민들레, 곤드레, 엉겅퀴, 칡꽃 따위를 알맞게 배합하면 더욱 좋다.

이틀 후에 연락이 왔다.

"혈뇨가 안 나옵니다."

혈뇨가 안 나오고 아픈 데가 없으면 환자가 아니다.

70세가 넘으면 누구나 노쇠 현상이 온다. 70년 된 자동차가 고장 나면 그 원인을 찾아 굴러만 가게끔 고치면 된다. 새 차처럼 만든다고 하여 여기저기 뜯어서 수리하면 그 차는 망가져 못쓰고 만다.

우리 몸도 70년이 지나면 여기저기 삭게 마련이다. 나쁜 세균이나 암세포가 여기저기 숨어 있다. 이것들과 균형을 이루면서 사는 게 중요하다. 잘 달래면서 살아야지, 어설프게 통째로 없애려 들면 사람이 먼저 죽는다. 빈대 잡으려다가 초가삼간 태운다는 속담을 기억하자.

실제로 암세포는 하루에 수천 개씩 생겼다가 사라졌다를 반복한다. 우리 몸에는 약 60조 개의 세포가 있으니까 수천 개의 암세포는 무시해도 괜찮다.

혈뇨가 보이지 않자, 노인은 다시 생기가 났다. 죽지 않을 거라는 희망이 생겼다.

'그래, 죽을 때까지는 죽은 게 아니다. 밥 잘 먹고 걸을 수 있으면 되지. 그 이상은 욕심 내지 말자.'

그렇다. 노인에게 필요한 것은 암세포를 없애는 게 아니라 밥을 잘 먹고 잘 걷고 잠을 잘 자는 것이다. 그래야만 면역력이 생겨 암세포와 벌이는 전투에서 승리할 수 있다. 암에 걸린 채 천수를 누리는 사람들도 많다는 것을 잊지 말자. 암을 대수롭지 않게 여기고 세상을 즐겁게 살면 암세포는 줄어들거나 더 이상 번지지 않는다. 잘 먹고 잘 걷고 잠을 잘 자면서 행복하다는 마음으로 즐겁게 지내는 게 생존을 위한, 암세포를 무찌를 수 있는 필수 요소다.

'내일은 없다'를 화두로 삼고

암 환자들이 가장 두려워하는 것은 통증이다. 워낙 극심한 통증이어서 빨리 죽기를 원하는 환자까지 있을 정도다. 노인 역시 통증이 올 때마다 병원에서 처방 받은 진통제를 찾았다. 죽을 것 같은 통증이 밀려오면 저절로 진통제에 손이 갔다. 그러나 이를 악물고 참았다. 밖으로 나가서 무작정 걸었다. 출장식 호흡을 하면서 걸었다. 호흡수를 헤아리면서 한참을 걷다 보니 통증이 있었는지조차 잊게 되었다. 통증이 멈춘 것이다.

매일매일 수십 번씩 똑같이 반복했다. 수백 번을 반복하고 그때마다 번번이 이겨 낼 수 있었다. 통증이 파도처럼 밀려왔다가 파도처럼 밀려간 것이다. 악을 쓰고 참았더니, 마침내 더 이상 통증이 오지 않았다. 면역력이 통증을 이긴 것이다.

노인에게 내일은 없었다. 오늘 진통제를 먹지 않고 걸을 수만 있으면 그것으로 충분했다. 행복했다.

내일 내일 하기에
물었더니
밤을 자고 동틀 때
내일이라고
새날을 찾던 나는
잠을 자고 돌보니

그 때는 내일이 아니고
오늘이더라.
무리여! 동무여!
내일은 없나니

20대의 천재 시인 윤동주의 '내일은 없다'를 노인은 70대에 안 것이다. 그리고 이 '내일은 없다'를 화두로 삼고 매일매일 통증과 싸웠다. 반년 후, 병원에 갔더니 의사가 놀래는 눈치였다. 유령을 본 눈빛이었다고 한다.

아직 돌아가신 게 아니잖아요?

끝날 때까지는 끝난 게 아니라는 요기베라의 명언은 환자 본인뿐만 아니라 가족에게도 커다란 용기를 준다.

암세포가 신장, 방광, 전립선, 대장과 뼈에 꽉 차서 10여 년 간 여러 번 수술을 하고 항암 치료, 방사선 치료를 셀 수 없이 받은 90대 중반 노인의 이야기다.

하루는 소변과 대변으로 피가 쏟아졌다. 시도 때도 없이 나왔다. 처음에는 소변으로만 나오다가 대변으로도 나왔다. 방광 기능이 혈뇨를 다 처리하지 못하자 대장을 거쳐 항문으로 피가 나온 것이다. 그러니까 혈뇨의 마지막 단계에 도달한 셈이다. 병원에서는 더 이상 할 만한 치료가 없다고 했다. 결국 노인은 집에서 임종을 기다릴 수밖에 없었다.

목사인 노인의 아들이 내게 연락을 했다.

"아직 돌아가신 게 아니잖아요. 돌아가실 때 돌아가시더라도 마지막까지 최선을 다해야죠. 뭔가 노력하는 게 자식 된 도리가 아니겠어요. 약 좀 지어 주세요."

나는 그냥 '약 좀 지어 보내는 식'으로 처방을 했다. 보름치 약을 보냈다. 일주일 만에 그가 다시 연락을 했다.

"하루에 두 번 드시라고 했는데, 고집 부리고 네 번 드셨어요. 처음에는 시큰둥하셨는데, 드시고 반응이 있으니까 네 번씩 드시네요. 약이 하나도 없어요."

나는 다시 보름치 약을 보냈다. 열흘쯤 지나고 아들이 또다시 연락을 했다.

"일주일 만에 약을 다 드셨어요. 처음에는 조금씩 피 나오는 게 줄더니, 열흘쯤 지나니까 80퍼센트쯤 잡힌 것 같아요."

"목사님의 기도를 하느님이 들어줬군요."

목사 아들은 의사로부터 부친이 곧 돌아가실 것 같다는 말을 들은 이튿날부터 철야기도를 해 왔다고 한다. 딱 일 년만 더 살게 해 달라고 기도했다는 것이다.

두 달쯤 지나고 혈뇨와 변혈이 안 나오자, 병이 전혀 없는 사람처럼 되었다. 그때부터 노인은 아픈 곳도 없고 밥 잘 먹고 잘 걸어 다니고 잠을 잘 잤다.

몸이 약해지면 마음도 약해진다. 햇볕을 쬐며 멋진 산천을 바라보면서 한두 시간을 걸을 수 있다면 하느님의 은총을 받은 사람이다. 노인들이여, 오늘 하루도 멋진 내일을 향해 걷자.

하루 한 끼 식사에 숨겨진 건강 비결

자기 마음대로 사는 여자

40대 초반의 여인이 찾아왔다. 보통 키에 다소 뚱뚱하다는 인상을 받는데, 몸무게가 60kg이라고 한다. 번역가로 일한다는 여인은 스스로 자유로운 생활을 즐기는 타입이라고 했다. 듣고 보니, 정말 자기 마음대로 사는 스타일이었다.

여인은 보름이고 한 달이고 수시로 여행을 다니면서 여행기를 쓴다. 일 년에 최소한 네 번의 장거리 여행을 한다. 또 하루에 담배 세 갑을 피우고 소주 두 병을 마신다. 세 살 아래인 백수 애인과는 마음 내키는 대로 잠자리를 갖는다. 본인 스스로 주위로부터 부럽다는 말을 들을 정도로 자유롭게 살고 있다고 했다.

'40대인데도 삐쩍 마른 몸매를 유지하느라 제대로 먹지도 못하고 하루 몇 시간씩 몸매 가꾸는 운동을 하는 여자들은 미친 것들이야. 곧 50, 60대가 될 텐데 뭔 짓인지….'

평소 이런 생각을 해 온 여인이었다. 그런데 여고 시절부터 남몰래 사모해 오던 테너 가수를 우연히 만나면서부터 생각이 달라졌다. 걸 그룹 소녀들처럼 날씬한 몸매를 만들어서 멋진 연애를 해야겠다고 마음먹었다.

헬스클럽에 다니기 시작한 여인이 나를 찾아온 까닭은 좀 더 빨리 살을 빼고 싶다는 바람 때문이었다. 몇 년 전, 지방간과 부종이 심했던 여인의 언니가 내게 치료를 받았는데, 병을 고치면서 몸매도 날씬해진 것을 알고 찾아온 것이다. 무작정 살 빠지는 처방부터 원했다. 살펴보니, 술과 담배, 막가파식 식사로 신장, 간, 위장 따위가 엉망이었다. 변비, 설사를 교대로 하고 소화제, 간장 약, 당뇨약, 고혈압 약 따위를 한 주먹씩 먹고 있었다. 정상적인 생활도 하기 어려울 지경이었다.

먼저 날씬한 몸매는 술, 담배부터 끊고 쓰레기식 식사를 버려야만 만들 수 있다고 말했다. 아무리 하루 10시간씩 운동을 해도 소용없다. 건강한 몸매는 90퍼센트의 적절한 식사와 10퍼센트의 운동으로 이루어지는 법이다.

여인은 술, 담배를 끊으면서 거친 식사로 식단을 꾸렸다. 아침 식사 직전에 위령탕을 한 잔 마신 후, 사과 반 개, 귤 반쪽을 먹고 생강차를 마셨다. 위령탕은 위와 간, 신장 약인 오령산과 평위산을 합방한 처방이다. 피로하고 소화가 안 되고 소변이 잘 안 오고 짜증이 심하게 날 때에 효과가 있다. 백출, 백복령, 백작약, 창출, 후박, 진피, 저령, 택사 등이 들어간다.

또 낙지, 문어, 두부로 단백질을 보충하고 철저하게 저항성 탄수화물을 섭취했다. 흰강낭콩, 서리태, 통귀리, 통밀, 현미 등으로 지

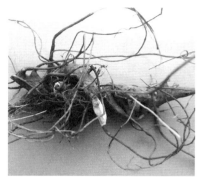
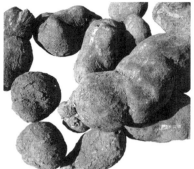

위령산의 주 약재인 백작약의 뿌리(왼쪽)와 소나무 뿌리에 기생하는 백복령(오른쪽).

은 밥을 태워 누룽지로 만들고 뜨거운 물로 우려낸 숭늉을 먹었다. 양파, 마늘, 마, 연근, 고부를 다시마와 살짝 볶아서 먹기도 했다.

그리고 가열순환제 추출액을 허리에 바르고 랩을 씌운 후 잠을 잤다. 허리에는 신장, 간의 림프절이 많이 분포되어 있다. 림프절은 면역력과 적혈구를 책임진 곳으로 외부의 적을 물리치는 특수부대 역할을 한다. 감기가 심하면 목 주위의 림프절이 붓고 과로하면 사타구니에 울혈이 많이 생긴다. 모두 외부의 적과 전투를 벌이면서 생기는 현상들이다.

위령산의 주 약재인 백출은 국화과의 여러해살이 풀인 삽주(왼쪽)의 뿌리줄기(오른쪽)를 말한다.

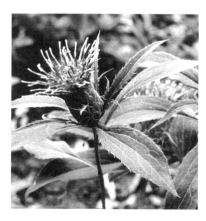
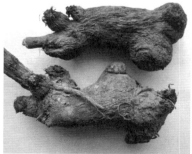

여인은 헬스클럽에 다니는 대신, 아침과 낮, 저녁마다 한 시간씩 걸었다. 물론 틈틈이 젊은 애인과 시간을 가졌는데, 이 시간은 걷기와 맞먹는 에너지를 써서 걷는 것을 생략했다,

6개월이 지났다. 걸 그룹 소녀들과 비슷한 몸매가 되었다. 이제 마음을 설레게 했던 남자를 만날 수 있을 것 같았다. 오랜만에 명품을 사 입은 여인은 남자에게 연락을 했다. 그러나 알고 보니, 남자는 이미 아이를 셋이나 둔 유부남이었다. 음악을 그만두고 목회 활동을 하는 목사였다.

실망한 여인은 집으로 돌아오면서 심하게 구토를 했다. 다음날 병원에 갔더니, 임신 4개월이었다. 젊은 애인은 무척 좋아했다. 두 사람은 조용히 결혼식을 올리고 애를 낳았다. 그런데 남편은 아이 돌보는 걸 취미와 낙으로 삼는 남자였다. 돈을 벌 궁리는 전혀 안 하고 집에서 애를 돌보고 살림을 책임졌다.

여인은 다시 예전 생활로 돌아갔다. 술, 담배를 하고 폭식을 했다. 체중이 70㎏에 가까운 고도비만이 되었다. 이제 유일한 낙이고 자랑거리였던 여행은 꿈도 꿀 수 없었다.

단식은 일 년쯤 견뎌야 한다

요즘 다이어트 방법으로 하루 12~16시간 동안 음식을 전혀 먹지 않는 간헐적 단식이 유행이다. 다이어트뿐만 아니라 건강 효과도 있다고 한다.

미국 텍사스의 베일리의과대학 연구진이 21~62세의 건강한 성인 14명을 대상으로 진행한 시험적인 연구에 따르면, 간헐적 단식

은 대사질환 예방에 도움을 준다. 대상자들은 라마단*Ramadān* 기간에 맞춰 한 달 동안 새벽부터 해질녘까지 15시간 동안 음식과 음료를 일체 먹지 않은 결과였다.

또 세브란스병원과 아주대병원의 연구에 따르면, 단식할 때 나오는 케톤*keton*이라는 대사물질이 당뇨병 예방에 도움을 준다. 8시간 공복을 하고 소변으로 케톤뇨가 나오는 198명과 나오지 않는 8505명 등 건강한 성인 8703명을 대상으로 12년간 추적 조사한 결과, 케톤뇨가 나온 그룹의 당뇨병 발생 위험이 37퍼센트나 낮았다. 공복을 일정 시간 유지하는 단식이 당뇨병, 비만 같은 대사질환을 예방하는데 효과적이라는 연구 결과였다.

간헐적 단식을 일찍부터 해 온 인물로는 다산 유영모 선생과 그의 제자 함석헌 선생이 널리 알려져 있다. 특히 유영모 선생은 하루에 저녁 한 끼만 먹으면 충분하다면서 이를 40년간 실천했고 90세까지 건강하게 살았다. 그의 건강철학을 따르는 제자들 역시 하루한 번 먹되 아무거나 아무렇게나 먹고 싶은 대로 먹었다. 좋은 음식, 나쁜 음식을 가리지 않았다.

그의 제자 가운데 어느 70대 목사는 결혼식 주례를 보고 하객들과 함께 식사했는데, 3~4인분을 먹어서 주위 사람들을 놀라게 했다. 어떻게 그럴 수 있느냐는 물음에 아무거나 닥치는 대로 먹되, 하루에 딱 한 끼만 먹는다고 답했다.

소식이 장수에 이롭다는 것은 이미 의학계의 상식이다. 하루에 한 끼만 먹는 것 또한 사람에 따라서 대단히 유익한 처방이기도 하다. 하지만 실천하는 게 여간 어려운 일이 아니다. 많은 사람들이 하루 한 끼만 먹으려다가 실패했다.

하루 한 끼만 먹는 것을 몸에 익히려면 최소한 일 년의 시간이 필요한데 그 일 년을 버틴다는 게 만만치 않다. 술꾼이 술을 끊는 것보다, 골초가 금연하는 것보다 어렵고 힘들다. 물론 일 년쯤 지나면 훌륭한 하루 한 끼 마니아가 된다.

지루성 피부염과 스트레스

하루 한 끼만 먹다가 피부염으로 고생하는 사람도 많다. 정상적으로 식사해도 피부병은 그대로 남는다. 다이어트를 위해 하루 한 끼만 먹다가 석 달 만에 지루성 피부염이 생긴 30대 초반의 여인을 보자. 유명한 여류 디자이너다.

피부염 때문에 피부과를 찾은 그녀는 의사로부터 하루 세끼를 꼬박 챙겨 먹는 게 좋겠다는 처방을 받았다. 하지만 그녀는 의사의 권고를 무시했다. 피부보다 날씬한 몸매가 더 중요하다고 여긴 것이다. 그동안 체중을 줄이려고 온갖 시도를 했지만 모두 실패했는데, 하루 한 끼만 먹으면서 제대로 다이어트에 성공한 것을 포기할 수 없었던 것이다.

당연히 집안에서 난리가 났다. 이러다가 손녀딸 잡는다고 야단법석을 떠는 할머니에 등 떠밀려 나를 찾아왔다. 살펴보니, 지루성 피부염뿐만 아니라 변비와 비염도 심했다.

지루성 피부염은 신장부터 다스려야 한다. 신장 기능이 떨어져 몸속의 독소를 제대로 거르지 못해서 혈관이 확장되어 나타나는 피부질환이므로 혈액이 깨끗해지면 자연히 사라진다. 그래서 검은색 숭늉을 많이 먹는 게 좋다. 검은색 숭늉은 몸속의 불순물이나 독소를 빼내고 이뇨 기능을 살리는 효과적인 해독제다.

식사는 단순하다. 몸에 가장 해로운 것을 나중에 먹고 덜 해로운 것을 먼저 먹는다. 해로운 음식일수록 중독성이 강해 끊기 어렵기 때문이다. 또 채소와 과일 따위를 먼저 잔뜩 먹는다. 그러면 포만감이 생겨 몸에 해로운 음식을 덜 먹게 된다. 단, 천천히 씹어 먹어야 한다. 그래야만 덜 먹어도 배불러서 저절로 소식을 하게 된다.

나는 신장과 대장 기능을 살리는 피토테라피 처방을 했다. 비염과 변비가 해결되고 열 달쯤 지나자, 지루성 피부염이 사라졌다. 하루 한 끼 식사도 정상 궤도에 들어섰다. 이제는 마음대로 먹어도 모델과 같은 몸매를 유지하고 피부도 우유 빛이 되었다.

국가대표 운동선수 중에 간혹 지루성 피부염이나 건선으로 고생하는 사람들이 있다. 스트레스 때문이다. 그들은 즐기면서 운동을 하는 게 아니다. 경기 성적에 대한 집착이 누구보다도 강한 만큼 악을 쓰고 남보다 더 열심히 운동해야 한다. 자연히 스트레스를 받을 수밖에 없다.

고등학생도 입시 스트레스로 아토피나 건선이 생기고 최근에는 중학생까지 지루성 피부염으로 고생하는 경우가 많다.

검은색 숭늉을 자주 마시고 출장식 호흡을 하면서 신장에 도움이 되는 음식을 먹자. 특히 좋은 효소가 잔뜩 든 콩 단백질인 묵은 간장, 된장, 고추장을 먹자. 소변 색깔이 백두산 천지 물처럼 깨끗하고 소변발이 소방 호스에서 뿜어 나오는 물처럼 강해지면 지루성 피부염은 저절로 사라진다.

걸어라, 걷지 못하면 희망도 없다

독일의 작가 파트리크 쥐스킨트가 쓴 《좀머씨 이야기》는 눈이 오나 비가 오나 하루 종일 걸어 다니는 늙은 남자의 이야기다. 사람을 만나도 아는 체 하지 않고 말하지도 않는 좀머씨는 마음의 상처를 입은 사람이다. 빈 배낭을 짊어지고 뭔가 시간에 쫓기는 사람처럼 잰걸음으로 이 마을에서 저 마을로 걷는다. 누군가 말을 걸면 "제발, 나를 그냥 내버려 둬" 하며 버럭 소리를 질러 댄다. 그는 가만히 있으면 아팠다. 아프지 않으려면 걸어야 했다.

엄청난 고통은 엄청나게 걸어야

힘들거나 아픈 사람에게는 어떤 말도 위안이 안 된다. 흔히 낫는다는 희망과 용기를 잃지 말라고 위로하지만 구체적인 대안 없는 이런 말들은 헛소리일 뿐이다. 배고픈 사람에게 최대의 위안은 빵한 조각이고 괴로운 사람에게는 스피노자의 말처럼 괴로운 친구를 갖는 게 최대의 위안이다. 그렇다면 아주 엄청난 충격을 받아 괴로운 사람에게 위안되는 것은 무엇일까. 엄청난 충격에서 온 고통은 엄청난 걷기가 가장 유력한 처방이다.

얼마 전, 부산에서 친구 부인을 만났다. 그녀는 부산에서 꽤나 유명한 기업체의 안주인으로 재산을 관리하면서 부산 여걸로 활동했었다. 그러다가 회사가 잘못되어 남편은 미국으로 도망가고 수백억 원대의 재산은 풍비박산이 났다. 셋이나 되는 어린 자식 때문에 죽을 수도 없었다. 그때부터 가슴이 조이고 구역질나고 길바닥이 지진 난 것처럼 오르락내리락 보였다. 혹 심장마비로 죽는 게 아닌가 싶다면서 나를 찾아왔다. 30여 년 전의 일이다.

"물 많이 마시면서 천천히 심호흡을 하세요. 그리고 무작정 걸으세요. 별 것 아니에요. 그 정도의 어려움이 있으면 그 정도의 충격은 오게 마련입니다. 당연한 것이니 당연하게 받아들이세요. 죽으려면 벌써 죽었어요. 물만 잘 마시고 심호흡하면서 걸으면 돼요."

누구나 충격을 받거나 속이 상하면 혈관과 심장근육이 경직되어 혈압이 오르고 가슴이 답답해진다. 이럴 때 날숨을 길게 하는 심호흡을 하면 심장근육이 이완되면서 답답한 가슴이 시원해지고 혈압이 내려간다. 중병 환자가 '끙- 끙-' 앓는 소리를 내는 것이나 한 많은 여인들이 땅이 꺼질 듯 깊은 한숨을 내쉬는 것도 이런 심호흡을 하기 위해서다. 가장 좋은 방법은 걸으면서 심호흡을 하는 출장식 호흡이다.

그녀는 걸으면서 호흡에 집중했다. 하루 종일 바닷가와 산길을 걸었다. 파김치가 되도록 걸었다. 발이 부르텄다. 그동안 가까운 거리에 갈 때도 차만 탔기 때문이다. 며칠 지나자, 발가락이 부어올랐다. 집에 가면 발이 퉁퉁 부어 운동화가 벗겨지지 않았다. 가위로 운동화를 자른 적이 한두 번이 아니었다. 양말에는 늘 피가 흥건히 배어 있었다. 물론 가만히 앉아서도 심호흡을 멈추지 않았다.

파김치 되도록 걷는데 숨은 행복

그녀는 나름대로 원칙을 세웠다. 비가 오나 눈이 오나 걷고 아무리 아파도 걷되, 해 뜰 때 시작해서 해질 때까지 걷는다는 세 가지 원칙이었다.

한 달이 지나고 두 달이 지나고 100일이 지났다. 이제는 높은 산도 평지처럼 걸을 수 있었다. 수수깡같이 허약한 몸은 산악마라톤 선수처럼 되었다. 어느 틈에 가슴이 편해지고 머리가 맑아졌다. 죽을 것 같은 고통은 사라지고 나무와 바위, 햇빛, 바람, 파도 소리가 다정하게 다가왔다. 이런 재미있는 세상을 몰랐다니⋯. 행복은 바로 파김치가 되도록 걷는 데 숨어 있었던 것이다.

부인이 웃으면서 말했다.

"그동안 고맙다는 말씀을 드리려고 했는데 못했네요. 10여 년 전인가요, 매주 남편에게 보내 주는 엽서를 봤어요. 엽서에는 꼭 '친구와 예쁜 아내에게⋯' 라고 쓰여 있었지요. 내가 정말 예쁜가? 여전히 예쁜가? 친구에게 자랑했거든요. 당시에는 마음이 무척 심란해서 고약한 생각으로 하루하루를 보낼 때였어요. 그런데 엽서에 있는 한마디가 큰 위안이 되더군요."

10여 년 전, 나는 우리나라 해안선을 걸었다. 바닷가를 바짝 따라 걸으면 해안선은 약 7000㎞가 된다. 화요일 낮에 한약방을 문 닫고

금요일까지 걷다가 집으로 돌아왔다. 그리고 토요일부터 화요일 낮까지 일하고 다시 도보 여행을 떠났다. 걸으면서 우체국에 들러 거의 매주 가까운 사람들에게 엽서를 보냈는데, 그녀가 그 엽서를 기억하고 있었던 것이다.

외출조차 겁내는 조현병 환자

한라산을 60회나 오르면서 조현병이란 트라우마를 이겨 낸 젊은 여성도 있다. 어린 시절부터 나이팅게일을 존경하고 롤 모델로 삼았지만 조현병에 시달리면서 꿈을 포기할 수밖에 없었던 20대 중반의 여성이다.

조현調絃이란 현악기의 줄을 고른다는 말이다. 조현병 환자는 조율되지 않은 현악기처럼 망상, 환각 따위의 혼란스런 증상을 나타낸다. 정신분열증이다. 전 세계 인구의 1퍼센트가 이 병으로 고생하고 있다. 100명 중 1명꼴이니 적지 않은 숫자다.

그녀는 4년제 간호대학을 다녔다. 카데바cadaver 실습을 하다가 그만 정신을 잃고 말았다. 카데바란 연구 목적을 위해 기증된 해부용 시체를 가리킨다. 그럭저럭 주위의 도움으로 졸업하고 간호사 자격을 얻었지만 조현병이 생겼다. 게다가 10여 년 전부터 간질 약을 복용해 왔고 생리불통, 변비, 비염으로 애먹고 있었다.

취직은 엄두도 못 냈다. 하루하루 숨 쉬며 사는 게 힘들고 괴로웠다. 몇 년 동안 신경정신과에서 치료를 받았지만 상태는 별로 나아지지 않았다. 간질 약의 부작용과 함께 시체를 보고 실신한 트라우마가 원인이었던 것이다.

조현병으로 집안에만 있던 사람은 외출하는 게 겁난다. 산행은 엄두조차 못 낸다. 설악산을 뛰듯이 다니는 심마니들도 봄에는 야트막한 야산에 가는 게 겁난다. 야산에 가야 두릅 순을 따지만···. 겨우내 술 마시고 고스톱만 쳤으니 앞산에 가는 게 겁날 만하다. 하지만 일주일쯤 산에 가서 두릅을 따면 살살 몸이 풀린다. 보름쯤 지나면 설악산도 만만해 보인다. 대여섯 번을 오르면 걷는 게 귀찮아서 뛰다시피 걷는다.

나는 먼저 그녀의 생리불통과 변비, 비염부터 치료했다.

우선 다시마, 통귀리, 통밀, 현미, 마, 연근, 흰강낭콩을 물에 한두 시간 불린 다음에 날것으로 먹었다. 끼니때마다 채소, 파인애플, 박하 잎을 먼저 먹고 저항성 탄수화물을 먹었다. 파인애플, 박하 잎은 서양에서 오랫동안 낙태 약으로 쓰일 만큼 파열 효과가 크다. 임신한 아기도 떨어지는데 생리불통쯤은 쉽게 해결된다. 그리고 저항성 탄수화물은 설사를 멈추고 변비를 없애는 양날이 있다. 변비, 설사는 모두 대장에 미생물이 부족해서 오는 생리 현상이다. 비염은 코나무라고도 부르는 유근백피에 박하, 신이, 백합을 넣은 차를 마시면 시나브로 없어진다.

이어, 두 가지를 권했다. 하나는 밥을 태워 우려낸 시커먼 숭늉을 먹을 것과 하루 두 시간씩 햇빛 속을 걷도록 했다. 그리고 그녀가 꽤 오랫동안 하루에 세 알씩 삼시 세끼 먹듯 복용해 온 바륨에서 해방되는 처방을 했다.

바륨은 항정신성 의약품으로 신경정신과 의사가 처방하는 신경안정제다. 원래 길초근이란 한약제에서 추출하다가 인공으로 합성한 약이다. 그래서 길초근을 바륨풀 또는 쥐오줌풀이라고도 부른다. 서양에서는 발레리안*Valerian*이라고 불렀다. 물이나 술로 추출해서 진통제나 이뇨제, 불안하거나 불면증에 쓰다가 화공약품으로 합성하여 만든 것이 바륨이다.

그녀는 자연생 풀인 길초근을 끓인 차를 수시로 마셨다. 길초근은 바륨의 내성을 풀어 주고 자연스럽게 신경을 안정시킨다. 이름이 쥐오줌풀이니 쥐오줌 냄새가 난다. 그래서 계피, 생강 물에 섞어 마시고 진한 숭늉과 같이 마셨다. 계피나 숭늉은 아무리 역한 냄새도 이겨 내는 최고의 천연항생제다. 장은 신경 전달물질인 세로토닌의 95퍼센트가 만들어지는 곳이다. 미생물의 균형이 이루어져야 장이 건강하다. 장이 건강하지 못하면 자폐증, 우울증 따위가 올 확률이 높다. 저항성 탄수화물이 해결의 열쇠다.

몇 달간 계피와 길초근액, 숭늉과 길초근액을 먹자, 바륨에서 해방될 수 있었다. 반년 후에는 많이 건강해졌지만 정신신경과와 단절할 만한 상황은 아니었다.

운명을 바꾼 세 번의 산행

어느 날, 그녀의 부친이 혼자 찾아왔다. 공무원인 부친은 제주도로 발령이 나서 가족 모두 제주도로 이사를 한다고 했다. 그러면서 내가 쓴 책을 내밀며 말했다.

"딸애가 선생님의 말씀을 신뢰합니다. 아이에게 도움이 될 만한 글귀를 하나 써 주십시오."

나는 책 속표지에 이렇게 썼다.

'한라산에 백 번을 올라가면 건강한 신체, 건강한 정신의 소유자

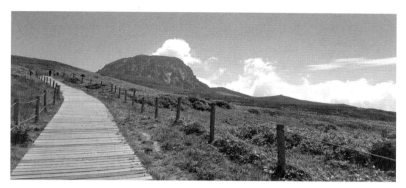

한라산의 5개 등반 코스 가운데 가장 거리가 짧은 영실코스는 왕복 11.6㎞로 대략 5시간 소요된다.

가 될 것이다.'

2년 후, 그녀가 부모와 함께 찾아왔다. 먼저 모친이 말했다.

"딸애가 건강을 되찾아 간호사 연수를 무사히 마쳤습니다."

하지만 정작 본인은 죄송하다고 했다.

"선생님 말씀을 60프로밖에 지키지 못했어요."

말하자면 그녀는 지난 2년간 한라산 정상을 60번 올라갔다는 이야기다. 그녀는 성판악에서 정상까지 올라갔다가 관음사로 내려오거나 관음사에서 정상에 올라갔다가 성판악으로 내려오는 코스를 번갈아 택했다. 이 코스는 거의 16㎞의 산길로 10시간가량 걸린다. 처음에는 13시간쯤 걸렸다. 서른 번쯤 등반하자 5시간이 채 걸리지 않았고 쉰 번쯤 될 무렵에는 4시간 이내에 오르내렸다. 백록담까지 뛰어서 올라갔다가 뛰어서 내려오는 산악 마라토너가 된 것이다.

그전까지 그녀는 산에 올라간 적이 없었다. 조현병 탓에 산에 간다는 생각조차 하지 못했다. 한라산을 처음 오를 때는 죽을 것 같고 미칠 것 같았으나 세 번쯤 오르자 사람들이 왜 산을 찾는지를 알 것 같았다. 단 세 번의 산행이 그녀의 운명을 바꾼 것이다.

장독대 위에 앉은 쥐만 잡으려면

수술이냐 자연치료냐

전화가 왔다. 여자 목소리였다.

"20일 후에 암 수술하기로 했는데 어떻게 할까요?"

"수술한 다음에 연락을 주세요."

20분쯤 지나고 다시 전화가 왔다.

"선생님 가족이 유방암 진단을 받아 의사가 수술해야 한다면 어떻게 하실 거죠?"

"절대로 안 합니다."

"나보고는 수술하라고 하면서 선생님 가족은 절대 수술을 안 하게 하다니, 무슨 말씀이 그렇지요?"

"이상하게 들리겠지만, 수술하기로 작정한 사람은 수술을 해야 하고, 평소 수술을 안 하기로 마음먹은 사람은 수술할 필요가 없습니다."

여인은 60대 초반으로 뉴욕에 있는 병원의 내과 의사다.

여인의 언니도 유방암 진단을 받았다. 수술하고 항암 치료, 방사선 치료를 받았지만 암세포가 어깨, 겨드랑이, 폐로 전이되어 고생만 하다가 죽었다. 비용이 가장 비싼 병원에서 치료를 받았지만 결과는 고통과 죽음뿐이었다.

여인은 동료 의사들에게 자문을 구했다. 내과 의사들은 수술에 반대한다는 의견이 우세했고 외과 의사들은 대부분 수술을 권했다. 마취과 의사들은 반반이었다. 여인은 평소 암에 걸리면 병원 치료 대신 자연치료를 하면서 자연수명에 몸을 맡기겠다고 생각했다. 그런데 정밀 검사를 하고 외과 의사 앞에서 소견을 들으니, 저절로 수술에 동의하게 되었다는 것이다.

30분 후, 다시 연락이 왔다. 보름 후에 한국으로 떠나는 항공편을 예약했다면서 그동안 뭘 하면 좋겠냐고 물었다.

누구나 이 여인과 같은 처지가 되면 심란하다. 과연 병원 치료로 병이 나을 수 있을지, 아니면 대체의학을 선택해야 할지를 놓고 머릿속이 복잡해진다. 이런저런 고민을 하는 사이에 몸은 극도로 나빠진다. 잘 먹고 잘 돌아다니고 잘 자던 사람이 갑자기 먹지도 못하고 다니지도 못하고 불면증으로 밤새 고민을 한다.

생각이 많으면 머리가 혼란해지는 법이다. 잡념이 많아진다. 그래서 힐링이 필요하다. 힐링은 생각을 멈추는 것이다. 머릿속의 쓰레기를 비우는 작업이다.

힐링 방법은 사람에 따라 다르다. 예컨대, 2018년 평창 동계올림픽 당시, 핀란드 선수들은 뜨개질을 했다. 스노보드 남자 선수들도 출발 직전까지 뜨개질을 했고 코치도 뜨개질을 했다. 심리담당 코치가 선수들의 마음을 안정시키고 집중력을 높이기 위해 제안한 훈련이었다.

급할수록 돌아가라

나는 바닷가에서 파도 소리 들을 것을 권했다. 파도 소리는 사람의 마음을 안정시키기 때문이다.

왜 그럴까. 파도 소리는 많은 주파수가 섞여 있는 소음이고 불협화음이다. 우리 귀가 들을 수 있는 음파의 주파수는 보통 16~20Hz인데, 파도는 여러 가지 형태로 부딪치면서 여러 주파수가 나온다. 우리 청각이 들을 수 있는 모든 주파수대의 소리가 섞여 있다. 이런 혼합된 소리를 '백색白色소음'이라고 한다. 소음은 소음인데 인체에 유익한 소음이다. 이 소음을 들으면 정신이 안정되며 집중된다.

어느 목사는 기도에 집중이 안 될 때마다 낚시터에 간다고 한다. 밤새 낚시를 해서 서너 마리를 잡았다가 놓아주는데, 아침에 집에 돌아오면 맑은 마음으로 목회를 할 수 있다는 것이다. 낚시터 역시 백색소음의 집합소다. 특히 바다낚시는 파도 소리와 바람 소리를 겸해서 들을 수 있다. 열맷 시간을 계속해도 지루한 줄 모른다. 파도 소리와 섞인 바람 소리가 사람의 마음을 편안하고 맑게 해 주기 때문이다.

우리는 엄마 뱃속에서 백색소음을 들으며 자라다가 세상에 나왔다. 그래서 백색소음을 들으면 엄마 뱃속처럼 편안함과 안정감을 느낀다. 누구든지 심란하다면 먼저 바닷가에 가서 파도 소리를 듣도록 하자.

다음으로 검은색 숭늉을 많이 먹을 것을 권했다.

일단 몸속의 독소를 배출하는 게 중요하다. 시커멓게 태운 누룽지를 뜨거운 물로 우려낸 숭늉을 마시면 몸속의 독소가 빠져 나간다. 검게 탄 음식은 해롭다고 생각하는 사람들이 있는데, 동물성 지방질이나 단백질을 태운 것은 해롭다. 하지만 곡물을 80퍼센트 정도 태운 것은 몸에 이롭다. 이것으로 만든 숭늉은 몸속의 불순물을 제거하는 최고의 천연항생제다. 수천 년간 선조들이 검증한 음식이니 안심해도 좋다.

파도 소리 듣기와 검은색 숭늉 마시기 외에 한 가지를 덧붙였다. 장독대에 앉아 있는 쥐를 잡으려고 돌을 던질 때, 장독은 깨지 말고 쥐만 잡을 수 있는 의료진을 만나는 게 중요하다고 했다.

현재까지 많은 표적 치료제가 나와 있지만 아직도 암세포에만 유효한 치료제는 없다. 암치료는 장독대에 앉아 있는 쥐에게 돌을 던졌을 때, 장독을 깨지 않으면서 쥐만 잡는 기술보다 더 어렵다. 암

경북 경주시에 있는 주상절리의 파도소리길. 1.7km에 달하는 해안 산책길이다.

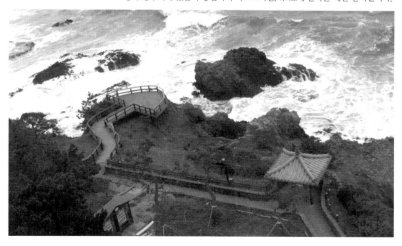

세포는 몸의 일부다. 몸을 죽여 몸을 살리는 것과 같다. 암세포를 잡으려면 지금까지 나온 방식이 아닌 새로운 시도가 필요하다.

동의보감에는 약 처방을 '상품, 중품, 하품'이란 세 종류로 나누고 있다. '상품'은 몸의 균형을 조절한다. 밥 먹듯 오래 먹을 수 있는 약이다. 면역력을 높여 주는 건강식품이나 다름없다. '중품'은 병이나 증세를 완화시키는 약이다. 제대로 쓰면 병을 고치지만 잘못 쓰면 악화시킨다. 항상 부작용에 신경을 써야 한다. '하품'은 독성이 강한 약이다. 암 환자에게 항암제, 방사선 치료를 하듯 독한 약으로 환자의 병을 공격하다 보면 환자를 잡기 십상이다. 그런데도 암 환자는 '하품' 약이나 다름없는 독한 약보다 더 독한 약을 처방 받는 수가 많다.

급할수록 돌아가라고 했다. 당장 죽을 환자가 아니라면 '상품' 약으로 천천히 병을 다스려야 한다. 대부분의 중병 환자는 급한 환자가 아니라 기력이 약한 사람이다. 마땅히 '상품' 약으로 다스려야 순리다.

고비용 치료만 고집한 결과

환자를 대하다 보면, 때로는 의학적인 도움을 줄 수 없을 때가 종종 있다. 생각하는 게 너무나 다른 환자의 판단이나 관점에 대해 이러쿵저러쿵 할 수 없는 경우가 대부분이다. 60대 중반의 남자를 예로 들어보자.

그는 장에 3㎝, 간에 2㎝짜리 암세포가 있다는 진단을 받았다. 수술은 어렵지만 항암 치료를 받으라는 말에 두 차례 받고는 중단했다. 남은 수명은 3~6개월이라고 했다. 병원에서 더 이상 할 게 없다는 것을 알고는 그냥 퇴원했다. 그때부터 그는 여러 가지 자연치료법으로 시한부 생존 기간을 넘기고 일 년을 더 살았다.

전신에 암세포가 번지는데, 하루하루를 고단위 진통제로 버텼다. 그동안 살고 있던 아파트를 팔아 치료비로 썼다. 그의 마지막 소망은 전셋돈을 빼서 특별 치료를 받는 것이었다.

남편의 이런 행동에 답답해하던 부인이 내게 하소연하는 편지를 보내 왔다. 나는 일 년 전에 찾아온 남편에게 식이요법과 호흡법, 림프절 치료법을 집에서 하라고 권했다. 그런데 그는 내 말을 무시한 채 고비용 치료법만을 고집하면서 고통 속에서 괴로워하고 있는 것이다.

부모 돈으로 평생 살아온 70대 초반의 남자도 같은 경우다. 운동신경이 뛰어난 그는 프로골프 선수로 활동했다. 수입보다 지출이 열 배 이상 많을 정도로 어영부영 지냈다.

금지 약물을 오랫동안 가까이 하다가 C형간염, 간경화가 왔다. 서울의 유명한 병원에서 미국의 획기적인 C형간염 치료제 처방을 받았는데, 1차는 실패하고 2차에 성공해서 C형간염 항체가 생겼다. 한 번 치료하는데 하루 한 알씩 복용하여 100일이 걸렸다. 두 번 했으니 200일 걸렸다. 약값은 한 알에 8만 원가량 되므로 100일 동안 8000여만 원의 돈이 들어간 것이다. 첫 번째 투약에 항체가 안 생겨서 두 번째는 공짜로 했다.

퇴원 전에 정밀 검사를 한 결과, C형간염 항체는 분명히 생겼지만 간경화는 오히려 심해졌다. 그런데 새로운 문제가 나타났다. 신장에 종양이 있다는 것이다. 병원에서는 일단 수술을 해 봐야 정확

한 판단을 내릴 수 있다고 했다.

미국 국적을 가진 그는 텍사스의 휴스턴을 찾아갔다. 우리나라 부자들이 많이 간다는 세계적인 암치료 전문병원인 엠디앤더슨 암센터에서 검사를 했다. 하지만 결과는 서울의 병원과 같았다.

그동안 간혹 혈뇨가 나왔으나 신장병 환자가 느끼는 증세가 없어서 잘 먹고 잘 놀고 잘 지냈는데, 암 진단을 받은 후로는 거의 실성한 사람이 되었다. 한국이든 미국이든, 의사들은 다 수술을 해 봐야 알 수 있고 또 수술 후에는 어찌될지 도통 모르겠다고 하니 더욱 미칠 노릇이었다.

가족들의 권유로 나를 찾아왔다. 하지만 한의학에 대한 편견에 사로잡혀 있는 그는 내 말을 귀담아듣지 않았다. 한약은 바이오 항생제인데도 화공약품 항생제에 길들은 사람들은 대부분 완전 먹통이다. 암 환자가 한약을 먹는다면 독약을 먹는 것처럼 펄쩍 뛴다.

개인적으로 가깝게 지내는 사이라고 해도 이런 환자에게는 말을 조심하게 된다. 조언한다고 해도 자칫 오해하기 십상이다.

분명히 인생의 고희를 넘긴 것은 대단한 일이다. 밥을 잘 먹고 잘 걷고 잠을 잘 자면 더 이상 뭘 바랄 것인가. 그러다가 자는 듯이 죽으면 큰 축복이 아닐 수 없다. 우선 오늘부터라도 즐거운 하루로 만들자. 사람을 만나더라도 그들을 판단하는 마음보다 이해하는 마음을 갖는다면 세상은 조금 더 좋게 보일 것이다.

품위 있게 죽겠다고 마음먹었더니

열대지방처럼 낮 기온이 40도 가까운 여름날이었다. 60대 초반의 남자와 50대 중반의 여자가 찾아왔다. 부부였다. 남자는 눈을 감은 채 목석처럼 앉아서는 아무 말도 하지 않았다.

부인이 말했다.

"남편은 15년 전에 양성뇌종양 판정을 받았어요. 그때부터 대체의학에 빠져서 의사의 말이나 처방에는 전혀 관심을 두지 않아요. 양약은 화공 약품이고 다 독이라고 생각해요."

겨우 반년 더 살자고?

남자는 젊었을 때부터 상위권 매출에 속하는 의약품 도매상을 운영하면서 꽤 많은 돈을 벌었다. 10년 전부터는 친형과 IT산업에 도전하여 그런대로 성공을 거뒀다. 그는 입만 열면 BT산업만이 현대의학의 살 길이라고 주장한다는 것이다.

반년 전, 운전을 하다가 갑자기 어지러웠다. 눈앞이 캄캄해졌다. 꽝 소리가 들리더니, 순간 정신을 잃었다. 눈을 떴을 때, 하얀색의 병원 천장이 희미하게 보였다.

"악성 뇌종양입니다. 이미 여러 군데로 번져서 수술이 어려울 것 같습니다."

암세포가 시신경을 압박해서 눈을 뜨는 것이 쉽지 않았고 거의 보이지도 않았다. 교통사고가 난 원인은 바로 여기에 있었다.

퇴원을 한 그는 대체의학을 찾았다. 하지만 모친과 누이가 나서서, 오진일 수도 있으니 다른 병원에서 검사해 보자고 성화였다. 전에 갔던 병원에 비해 다소 지명도가 떨어지지만, 그래도 꽤 큰 병원을 찾아가 다시 정밀 검사를 했다.

"수술이 가능합니다. 6개월 이상 더 사실 수 있어요."

그는 어이가 없었다. 이곳보다 더 크고 권위 있는 병원에서 수술은 불가능하다고 했는데, 별로 미덥지 않은 병원 의사가 자신만만해 하다니…. 그는 속으로 코웃음을 쳤다.

'나쁜 자식! 겨우 반년을 더 살자고 산소호흡기와 고무 호수에 매달려 식물인간으로 지내다가 죽으란 말이네.'

그는 엄청난 고통 속에서 반년을 더 사는 것은 축복이 아니라 저주라고 생각했다. 시한부 인생의 끝자락에서 시름시름 앓다가 구질구질하게 죽고 싶지 않았다. 비록 우아하게 살아오진 못했지만 죽음만은 품위 있게 맞이하고 싶었다. 남은 시간이나마 최선을 다해 즐겁게 살다가 웃으면서 가겠다고 결심했다.

그동안 기억상실 증세와 중풍 증세가 찾아왔다. 말도 어눌해지고 눈도 거의 보이지 않았다. 그러자 모친과 누이가 다시 부인을 압

박했다. 평소 왕래가 거의 없었던 시누이가 더 설쳤다. 환자는 판단 능력이 없으니 가족이 나서야 한다면서, 수술하여 반년이라도 더 살게 하자고 우겼다. 결국 부인은 두 손 들고 말았다.

"마음대로 하세요. 나도 지쳤어요. 그냥 데려가세요."

부인이 시집 식구와 다투는 사이에 그의 의식이 돌아왔다. 그동안 있었던 일을 전해 들은 그는 펄쩍 뛰었다.

"중환자실에서 식물인간으로 고통스럽고 비참한 모습으로 죽고 싶지 않다. 내게 수술이나 병원 치료를 권하는 사람은 눈앞에 얼씬도 하지 마라."

그러고 나서 부부가 함께 나를 찾아온 것이다.

그렇다. 죽음의 시간이 닥쳐왔을 때, 공포 속에서 시름시름 앓다가 기계장치에 매달린 채 맞이할 것인가, 아니면 남은 시간에 인생을 정리하면서 사랑하는 사람들이 지켜보는 가운데 맞을 것인가를 선택해야 한다.

우리는 누구나 우아하게 살고 품위 있게 죽기를 바란다. 하지만 살다 보면 의연하게 사는 것도 힘들지만 품위 있게 죽는 게 더 힘들다는 것을 깨닫게 된다. 평생 의연하게 살아오면서 '나는 암에 걸려도 자연스럽게 살다가 죽겠다. 굳이 죽지 않으려고 발버둥 치며 삶을 구걸하지 않겠다'는 말을 입버릇처럼 하던 선배가 있었다. 그런데 90세가 되던 해에 막상 폐암이란 진단을 받자, 좀 더 살겠다고 수술을 받다가 죽고 말았다.

거듭 말하지만, 품위 있게 살고 품위 있게 죽기란 정말 어려운 일이다. 특히 치료가 잘못되었다든지, 운이 없어서, 또는 재수가 나빠서 죽는다고 여기면 억울하다는 생각에 더욱 발버둥 치게 된다.

죽음은 밀림 속의 수렁과 같다. 살겠다고 발버둥 칠수록 고통 속에서 빨리 죽지만 죽음을 살아가는 과정의 하나로 담담하게 받아들이면 두려움이 사라지고 품위 있는 죽음을 맞이할 수 있다.

중환자라면 먼저 살펴봐야 하는 것

중환자가 찾아오면 가장 먼저 살펴봐야 할 세 가지가 있다. 어떤 병을 앓고 있는가는 나중 문제다.

먼저 발부터 살핀다. 발이 제대로 움직여져야 걸을 수 있다. 다음은 대소변 기능을 살핀다. 하수도가 제 기능을 못하는 도시는 쓰레기 도시나 다름없다. 인체도 마찬가지다. 대소변 기능이 제대로 작동해야 한다. 마지막으로 소화 기능이다. 소화가 안 되면 송로버섯이든 캐비아, 삭스핀이든 개똥이나 다름없다.

이 세 가지가 죽지 않고 사는데 필요한 기본 요소다. 그런데 그는

모든 처방의 기본은 걷기로부터 시작된다. 걷지 못하면 희망도 없고 기적도 없다.

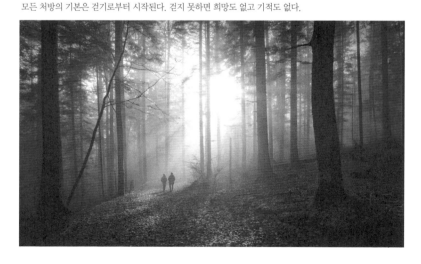

발이 약해서 잘 걷지 못했다. 소변도 잘 나오지 않고 변비도 심했다. 목도 심하게 굳어 있었다.

잘 걸으려면 허리와 장딴지, 발이 튼튼해야 한다. 특히 장딴지는 제2의 심장이다. 제1의 심장은 내 마음대로 튼튼하게 할 수 없지만 허벅지나 장딴지는 얼마든지 튼튼하게 만들 수 있다. 허벅지에는 근육의 60퍼센트가 모여 있는데, 허벅지 근육을 키우면 저절로 장딴지 근육도 커진다.

나는 허리와 장딴지, 발에 가열순환제 추출액을 바르고 대소변이 시원하게 나오는 처방을 했다. 그리고 목 림프절에도 추출액을 발랐다. 뇌종양은 목에 있는 4개의 경동맥이 막히거나 우그러들어, 뇌혈관이 지저분해져서 생기는 질병이다. 경동맥을 비롯한 목 주위와 어깨, 겨드랑이 림프절이 제대로 작동하면 뇌경색이나 뇌종양은 충분히 치료될 수 있다.

모든 처방의 기본은 걷기다. 걷지 못하면 희망도 없고 기적도 없다. 이들 부부 역시 걷기부터 시작했다.

매일 아침마다 동네 공원에 갔다. 부인이 부축하여 양지바른 곳을 걸었다. 하지만 30분만 걸어도 남편은 지쳤다. 풀밭에 누웠을 때, 부인이 목과 허리, 장딴지, 발에 가열순환제 추출액을 발라 주면 남편은 슬그머니 잠들었다. 30분쯤 자다가 깨어나면 보온병에 담은 숙냉수를 먹었다. 숙냉수熟冷水는 누룽지를 새까맣게 태워 우려낸 숭늉이다. 이어, 소고기를 진하게 끓여 낸 육수를 추젓과 같이 먹었다. 잠시 후, 힘을 낸 남편은 다시 반 시간 걷고 반 시간 풀밭에서 쉬었다.

그는 하루 한 시간을 걷고 한 시간 동안 풀밭에서 자거나 출장식 호흡을 했다. 의식이 점점 또렷해졌다. 이제는 한 시간을 더 늘려서 걸었다. 한 시간을 걷고 30분 쉬기를 하루 두 차례씩 했다. 2시간을 걷고 2시간을 쉬는 셈이었다.

남편이 밤마다 치근대요

석 달이 지났다. 부인이 전화를 했다.

"밤에 남편이 자꾸만 치근덕거려요. 중환자가 부부 관계를 하면 해롭다는데 남편이 영 말을 안 들어요." 남자에게 부부 관계는 큰 의미가 있다. 60대 남자, 그것도 말기암 환자에게 그 기능이 살아 있다는 것은 큰 희망이다.

병원 중환자실에 오래 근무한 간호사는 병실에 있는 남자 환자가 곧 죽을지, 회복되어 일반 병실로 갈지를 귀신같이 알아낸다고 한다. 젊은 미모의 간호사가 환자 옆을 지나갈 때, 환자의 눈동자가 정지해 있으면 그 환자는 얼마 못가서 죽는다. 반면에 눈동자가 간호사를 따라가면 그 환자는 살 확률이 높다. 20대 남자나 70대 남자나 똑같다.

이 부부는 반년 만에 정상적인 부부 관계를 회복했다. 부인의 우려와는 반대로 남편의 의식은 더 또렷해졌다. 걷는 시간도 3시간으로 늘어났다. 남편이 내게 말했다.

"아마 수술했다면 지금쯤 중환자실에서 죽을 날만 기다리고 있었거나 죽었겠지요. 그런데 하루 세 시간이나 걷고 잠자리도 할 수 있으니 꿈만 같아요."

힘들지만 걷고 숭늉을 먹고 허브 처방을 받은 것만이 기적을 만

들어 낸 재료가 아니다. 오히려 품위 있게 죽겠다는 마음가짐이 일
궈 낸 기적이다.

누구든지 열심히 걸으면서 오늘이 내 생애의 마지막 날이라는 마
음으로 하루하루 즐겁게 살다 보면 기적을 일군다. '죽는다는 날짜
가 훨씬 지났는데 어찌 되었나?' 하고 병원에 가서 진단하면 의사
가 고개를 갸우뚱하는 상황이 온다.

얼마 전, 이들 부부가 모친, 누이와 같이 찾아왔다. 원수처럼 지
내던 부인과 시어머니, 시누이가 아주 다정한 사이가 되었다고 한
다. 부인이 웃으면서 말했다.

"남편이 날마다 치근대요. 말 좀 해 주세요."

정상적인 상황이라면 시어머니, 시누이 앞에서 이런 말을 하기
어렵다. 하지만 지금쯤 죽었거나 식물인간이 되었을 남편이 하루에
3시간 이상을 걷고 잘 먹고 잘 자며 밤마다 부부 관계를 요구하니,
모친과 시누이 입장에서는 생명력을 느끼는 이야기가 아닐 수 없
다. 시누이도 내게 부탁이 있다고 했다.

"제 남편 약 좀 지어 주세요."

시누이는 올해 63세이고 남편은 다섯 살 연하라고 한다.

2

모든 치료의 첫 단계는 올바른 음식

숭늉에는 뭔가 특별한 것이 있다

필자의 한약방 가까이에 국립암센터가 있다. 간혹 항암제를 맞다가 아무것도 먹지 못하는 사람들이 있다. 물을 삼키지 못하거나 삼킨다 해도 즉시 토하는 바람에 치료가 중단되고, 결국 죽는 날만 기다리는 신세가 된 환자들이 나를 찾아온다. 환자복을 입고 링거를 꽂고 휠체어를 탄 채로 온다.

이들은 물이라도 한 모금 시원하게 마시다가 죽는 게 소망이다. 이들에게 비방을 처방해 주면 며칠 후에는 정장을 하고 웃으면서 걸어서 등장한다. 다시 항암 치료를 받으라는 주위의 말을 뿌리치고 병원을 나오는 사람들도 많다.

비방은 무엇일까.

바로 시커먼 숭늉이다. 허준의 동의보감에도 '누룽지보다 태운 밥이 소화에는 더 좋다. 태운 밥을 그냥 먹기보다는 밥을 끓여 건더기는 버리고 국물만 먹는다'고 적혀 있다.

항암제는 가장 독한 폭탄이다. 이 폭탄을 투하하면 부작용으로 머리카락이 빠지고 체중이 빠르게 줄어든다. 구역질이 계속되고 음식을 먹을 수 없다. 특히 몸속에 독소가 꽉 차게 된다. 이 독소를 없애는 게 급선무다. 여기에 가장 좋은 게 카본블랙이 주재료인 시커먼 숭늉이다. 카본블랙은 몸속의 불순물과 결합하는 성질이 있다. 따라서 시커먼 숭늉은 혈관을 깨끗하게 하고 맑은 혈액이 흐르게 하는데 큰 역할을 한다.

시커먼 숭늉 만들기

시커먼 숭늉은 어떻게 만들까.

먼저 밥을 누룽지로 만들고 80퍼센트쯤 태운 뒤에 으깨어 작은 입자로 만든다. 밥은 통귀리, 통밀, 통보리, 현미, 옥수수 등 겉껍질과 씨눈이 살아 있는 곡물로 한다. 그래야만 해독 효과와 영양이 있다. 이어, 그릇에 거름망을 놓고 으깬 누룽지를 넣은 다음에 뜨거운 물을 부어 우려낸다. 커피색의 검은 물이 나올 때까지 계속한다. 그런 다음, 보온병에 넣고 수시로 마시면 속이 열리면서 편안해진다.

왜 80퍼센트만 태울까.

100퍼센트 태우면 탄소가 되고 만다. 80퍼센트쯤 태워야 곡물의 속껍질과 씨눈이 남아 있다. 간혹 태운 음식은 암의 원인이라고 여겨서 꺼리는 사람들이 있다. 물론 동물성 단백질이나 지방질을 태우면 몸에 해롭다. 그러나 태운 식물성 단백질이나 지방질은 전혀 해롭지 않다.

태운 곡식 이야기는 성경에도 나온다. 보관이 어렵던 시절에는 곡물을 태워서 가지고 다녔다. 원리주의자인 안식교인 중에는 볶은 곡식을 먹고 상처가 나면 이 곡식을 태워 환부에 발랐다. 피부연고 역할을 하는 것이다.

　환자에 따라서는 숭늉의 재료 중 현미가 해로운 사람이 있다. 이 럴 때는 백미를 써야 한다. 백미도 현미와 마찬가지로 오래 묵은 진 창미陳倉米를 써야 한다. 진창미가 최소한 절반 이상 들어가야 좋 다. 진창미란 창고에 들어 있는 묵은 쌀을 말한다. 동의보감에는 '비장을 돕고 갈증, 심번心煩, 설사, 이질을 다스린다'고 했다.

　예전에는 항상 쌀이 부족하여 묵은 쌀이 없었다. 그래도 부잣집 할머니들은 몰래 몇 년씩 쌀을 묵혔다가 손자가 허약하고 식욕이 없으면 산삼, 녹용 같은 보약보다 먼저 묵은 쌀로 밥을 해 먹였다. 궁중에서는 누룽지를 끓여서 건더기는 버리고 물만 마셨다. 조선시 대 실록을 보면, 임금들은 식후에 산삼 차보다 숭늉을 더 좋아한 것 으로 기록하고 있다.

　예전에 젊은이들이 군대에 가면 약간 색이 바란 밥이 나왔다. 이 밥을 먹은 군인들은 소화불량이 없었다. 사회에서 소화가 안 되어 애먹던 청년들도 왕성하게 밥을 먹었다. 바로 진창미로 지은 밥이 다. 요즘에도 우리나라의 양곡 창고에는 진창미가 넘친다.

　동의보감에는 진창미가 주 재료인 비화음比和飮과 창름탕倉稟湯 이란 처방이 있다. 비화음은 위가 약해 음식이나 약이란 말만 들어 도 거부 반응을 일으키는 사람에게 쓰는 처방이다. 진창미와 함께 인삼, 백출, 백복령, 신곡, 곽향, 진피, 사인 등이 들어간다. 복룡간 伏龍肝에 물을 붓고 거품을 일게 한 다음에 이 약초들을 넣고 끓여 서 하루 세 번 차갑게 해서 마시는데, 이 처방의 핵심이 바로 진창 미와 복룡간이다.

복룡간이란 글자 그대로 엎드려 있는 용의 간이다. 오래된 아궁이 밑에 눌러 붙은 시커먼 흙을 가리킨다. 탄소 덩어리다. 동의보감에는 가슴이 답답한 것을 풀어 주고 임산부 하혈, 전염병, 출혈, 해역咳逆에 좋다고 했다. 시커멓게 태운 숭늉과 맥을 같이 한다.

복룡간과 유사한 것으로 백초상百草霜이 있다. 오래된 솥 밑이나 굴뚝 속에 붙어 있는 검댕을 말하는데, 소화, 하혈, 황달, 학질, 구설창을 다스린다. 지혈제 연고용으로 쓰이기도 한다.

창름탕은 인삼패독산人蔘敗毒散에 황련, 연육, 진창미 등이 추가되는 처방이다. 이질, 설사로 가슴이 답답하고 손발에 열이 나고 머리가 아픈 것을 다스린다. 이러한 증상이 생기면 독기가 심장과 폐를 치받아 구역질이 나서 음식을 먹지 못한다.

이렇듯 모든 약의 으뜸은 산삼, 녹용, 사향 따위가 아니라 진창미와 복룡간의 장점이 조화된 검은색 숭늉이다.

커피보다 좋은 천연항생제

세계의 교역 물품 중에서 석유 다음으로 유통량이 많은 게 커피다. 무색무취의 콩으로 아무 맛도 없는 커피콩을 까맣게 태워 맛을 낸 것이다. 녹차도 마찬가지다. 녹차 잎은 염소도 먹지 않는다. 어떤 독초든지 잘 먹는 염소가 못 먹는 찻잎을 알맞게 볶아서 사람이 먹기 좋게 만든 게 녹차다.

커피 맛을 좋게 내는 첫 번째 비결은 잘 태우고 많이 태우는 것이다. 그래야 소화가 잘되고 독소가 잘 배출된다. 이렇게 본다면 숭늉이나 까맣게 볶은 커피나 우리 몸속을 정화시키기는 마찬가지다.

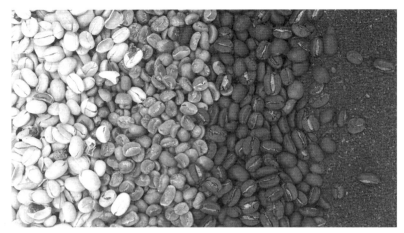

커피 맛을 내는 비결은 잘 태우는 것이다. 사진은 무색무취의 커피콩(왼쪽 부분)과 잘 구워 낸 콩(오른쪽 부분).

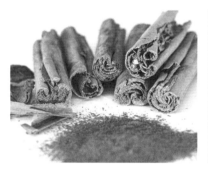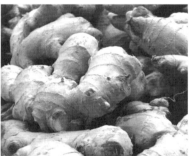

육계나무의 줄기껍질인 계피(왼쪽)와 여러해살이풀인 생강의 뿌리(오른쪽)는 면역력을 높여주는 식품이다.

유럽에서 최초로 간 이식수술에 성공한 한국인으로 독일 본 의과 대학의 이종수 교수가 있다. 1929년생인 그는 아침에 일어나서 진한 커피 두 잔 정도의 양을 마시고 일을 시작한다. 속이 쓰릴 때는 우유를 타서 마신다. 수십 년을 그렇게 해 왔다. 속이 깨끗해지는 느낌이 든다고 한다.

일본인들은 계피와 생강을 끓인 물에 커피를 타서 마신다. 암 환자에게도 도움이 된다고 여긴다. 암세포는 약품에는 내성이 생겨서 더 강해지지만 식품에는 시나브로 약화되거나 사라진다. 하지만 커피 성분이 차니까 몸이 찬 동양인은 커피에 뜨겁게 끓인 계피생강 물을 섞는 게 좋다. 암세포는 찬 것에는 활성화되고 뜨거운 것에는 활동을 멈추거나 사라지기 때문이다.

필자 역시 아침마다 계피, 생강 물, 커피, 숭늉을 섞어 200cc쯤 마신다. 여러 사람에게 권하고 있는데, 특히 당뇨병 환자나 간, 위가 나쁜 사람, 신장병 환자들은 큰 도움이 된다고 한다.

물론 커피보다 진창미로 만든 숭늉을 먹는 게 훨씬 몸에 좋다. 위궤양, 역류성 식도염의 특효약이기도 하고 독감 예방에도 효과적이다. 숭늉으로 입 안을 헹구고 마시면 감기는 물론이고 입병이나 위장병도 사라진다.

한마디로 숭늉은 최고의 천연항생제다. 인공항생제는 세균에 대한 내성을 키우고 인체의 면역력을 떨어뜨리지만 천연항생제는 인체 미생물과 아주 친밀한 관계를 맺으면서 못된 세균을 죽이고 면역력을 키운다.

'약보불여식보藥補不如食補'라는 말이 있다. 약을 아무리 먹어도 좋은 음식을 먹는 것만 못하다는 뜻이다. 질병 치료의 첫 단계는 올바른 음식이고 그 음식의 핵심이 숭늉이다. 어느 질병이건, 일단 숭늉을 먹어 몸속의 독소를 배출하자. 혈관을 청소하자. 질병에서 해방되는 첫걸음이다.

조기와 된장이 죽어 가는 스님을 살렸다

물 마셔도 토하니, 위암이에요

'삶과 죽음은 하나다. 어떻게 사느냐가 문제다. 하루를 살든, 백 년을 살든 마찬가지다. 하루를 백년처럼 사는 사람이 있고 백년을 하루처럼 사는 사람이 있다. 하루를 살더라도 깨우침이 있으면 깨우침 없이 백년을 사는 것보다 낫다.'

평소 이런 지론을 외치던 여스님이 죽을병에 걸렸다면서 연락을 해 왔다. 밥은커녕 죽도 먹을 수 없으니 곧 죽을 것 같다는 이야기다. 백두대간을 10여 차례나 종주한 강골이지만 몸이 약해지니까 마음 약한 소리가 절로 나오는 모양이다.

여스님은 동안거, 하안거를 20회 이상 해 오다가 참선의 일환으로 '백두대간 100회 종주'라는 당찬 계획을 세웠다. 하지만 종주 10여 회에 기진맥진한 채 쓰러졌다. 기가 다 빠지고 맥이 다 빠진 것이다. 다행히 절 근처 마을에서 쓰러지는 바람에 목숨을 건질 수 있었다. 소변에서는 피가 나왔다.

보름간 병원에 입원했다. 검사 결과, 아무런 이상이 없었다. 약간의 저혈압에 저체중이지만 그 정도는 현대 여성이 추구하는 이상적인 몸이기도 하다. 허벅지도 단단하고 근육도 많았다. 하지만 신장 기능이 30퍼센트 수준이었다. 병원에서는 현미경적 혈뇨와 단백뇨 때문에 상태가 악화되면 신장투석이 필요할지 모른다고 했다.

퇴원을 하고 전남 구례의 작은 암자에 머무르던 여스님은 식사를 거의 못했다. 물을 마셔도 토했다. 스님은 스스로 위암에 걸린 것이라고 판정했다. 병원의 정밀 검사에서 이상 없다고 나와도 본인이 위암이라고 우기면 별 수 없다.

어느 보살이 용하다는 한방 병원에서 녹용을 잔뜩 넣은 보약을 지어 왔지만 보약을 먹자마자 토했다. 병원에 가서 비싼 영양제를 맞아도 허사였다.

나는 여스님에게 추자도에서 잡은 조기를 보냈다. 예전에는 흑산도, 칠산도, 연평도에서 잡은 조기가 인기가 있었지만 지금은 물길이 바뀌고 수온이 변해 추자도가 조기 명산지다.

숭늉과 조기, 그리고 묵은 간장

동의보감에 조기는 맛이 달고 위장을 돕고 헛배, 설사를 다스린다고 했다. 소화 기능도 뛰어나고, 특히 요로결석에 좋은 것으로 알려져 있다. 머리에 돌이 들어 있는 물고기라고 하여 '석수어石首魚'라고도 하는데, 이 돌이 결석을 풀어 주는데 도움이 된다는 것이다. 한마디로 신장에 좋다는 이야기다.

스님은 내가 보낸 조기를 쪄서 먹었다. 먼저 진창미 숭늉을 마시고 난 뒤, 찐 조기를 아주 오래 묵은 간장에 찍어 먹었다. 호남 지방에서는 수십 년 묵은 간장을 암도 고치는 귀한 식품으로 여긴다. 수십 년 된 간장에는 잘 발효된 좋은 효소가 잔뜩 들어 있고 이 효소에는 몸속의 독소를 제압하는 기능이 있기 때문이다.

실제로 많은 불치병 환자들이 묵은 간장이나 묵은 된장을 먹고 목숨을 구했다. 약을 구하기 어려웠던 6·25전쟁 때에는 오직 묵은 간장, 된장만이 만병통치 역할을 했다.

일주일 쯤 지나자, 스님은 조금씩 기운이 나고 소변이 시원하게 나온다는 소식을 보내왔다. 숭늉과 조기가 건강 회복에 큰 몫을 한 것이다.

담그는 사람의 마음씨에 달려 있다

흔히 혈액 순환이 잘되어야 건강하다고 말하는데, 어떻게 해야 혈액 순환이 잘될까. 누구나 다 잘 안다고 하면서도 확실히 모르는 게 혈액 순환이다.

우리 몸에 있는 혈관은 지구 둘레의 2.5배인 10만㎞이고 미생물은 약 1000조 개다. 혈액 순환이 잘되려면 이 혈관들이 깨끗하고 미생물이 긍정적인 방향으로 활성화되어야 한다. 특히 좋은 미생물이 몸속에 많으면 건강하고 나쁜 미생물이 많으면 건강을 잃는다. 면역력이 높다는 말은 좋은 미생물이 몸에 많다는 의미다.

묵은 간장, 된장, 고추장에는 좋은 미생물을 기르는 단백질 효소가 많다. 효소가 좋으면 오래 묵어도 맛이 변하지 않지만 효소가 나쁘면 부패한다. 따라서 건강은 '얼마나 좋은 발효식품을 먹어서 얼마나 좋은 미생물을 갖고 있느냐'의 문제로 귀결된다.

미생물과 좋은 관계를 맺으려면 어떻게 해야 할까. 바르게 마음 먹고 바르게 살면 미생물이 인체를 돕는 쪽으로 활성화되지만 그렇지 않으면 독소가 생겨 인체를 못 쓰게 만든다.

양조장 종균인 미생물도 욕심 많은 사람이 다루면 사나운 미생물이 되어 맛이 좋지 않거나 발육을 멈춰 술맛이 변한다고 한다. 우리나라 불교를 대표하는 경허 스님의 제자 해월 스님은 신도 집을 방문하면 장독대부터 찾아서 된장 맛을 봤다고 한다. 된장 맛이 좋은 집이면 '불심이 좋다'고 칭찬해 줬고 고약한 맛이 나면 불심이 부족하다고 야단쳤다고 한다. 담그는 사람의 기운이 장에 있는 효모에 전달된다고 여겼기 때문일 것이다.

세계적인 와인 산지인 프랑스의 와이너리 *Winery*에서는 주인 외에 그 누구도 포도주 효모를 저장한 곳에 접근하지 못한다. 마음씨 고약한 사람이 저장소에 접근하면 효모가 발육을 멈추거나 죽는다

전통발효 식품인 고추장, 된장, 간장은 오래 묵을수록 귀한 천연항생제다(사진은 세종시 뒤웅박고을의 장독대).

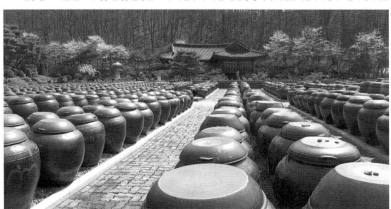

장의 기본 재료인 메주. 콩을 삶아 찧고 지은 덩이다.

고 믿기 때문이다. 그래서 명품 와인은 주인의 마음씨와 효모의 성질이 어울린 것으로 여기고 있다.

고추장, 된장, 간장도 마찬가지다. 담그는 사람의 마음씨와 생명체인 효모가 어울려서 좋은 장이 탄생한다. 마음씨가 고약하면 발효가 나쁘게 되어 부패하고 맛없는 장이 나오지만 마음씨가 좋으면 발효가 좋게 되어 향기 나고 맛있는 장이 나온다.

향기 나는 발효 식품에는 어떤 것들이 있을까. 전통발효 식품과 일반 식품을 비교해 보자.

전통발효 간장은 물, 메주, 소금으로 만들고 산분해 간장은 메주 대신 탈지대유, 소맥, 액상과당으로 만든다. 전통발효 된장은 메주, 물, 소금으로 만들고 보통 간장은 발효 과정을 거치지 않은 채 소맥분, 메주분말, 탈지대두분, 향미증진제로 만든다. 전통발효 고추장은 찹쌀, 고춧가루, 메주, 천일염, 엿기름으로 만들고 속성제조 고추장은 물엿, 소맥분, 고추양념, 탈지대두분, 정제소금, 주정으로 만든다. 또 전통발효 식초는 현미 따위와 누룩, 엿기름 효모만 들어가는데 반해 속성발효 식초는 포도당이나 합성 향료가 들어간다.

이렇게 본다면 전통발효 간장, 된장, 고추장, 식초는 모두 인체에 좋은 미생물을 키우는 천연항생제다. 전통발효 식품들은 오래 묵힌 것일수록 귀한 천연항생제가 된다. 그래서 유명한 요리사는 모두 전통으로 발효시킨 간장, 된장, 고추장, 식초를 쓰고 더 유명한 요리사는 아주 오래 묵은 전통발효 식품을 쓴다.

믿으면 모든 게 이루어진다

한 달 후, 스님으로부터 건강을 거의 회복했다는 연락을 받았다. 만일 병원에서 링거를 꼽고 있었다면 어찌됐을까. 병원에만 있었다면 회복되기 어려웠을 것이다. 무엇보다도 '큰 병원에서도 못 고치는 것을 그까짓 간장이나 숭늉, 생선으로 고칠 수 있나?'라는 생각이었다면 스님은 저 세상으로 갔을지도 모른다.

간장을 먹든, 고추장을 먹든, 새우젓을 먹든, 중요한 것은 믿음이다. 믿으면 모든 게 이루어진다는 정신 자세가 중요하다. 그런데 믿는다는 게 얼마나 어려울 일인가.

어느 독실한 신자가 산행을 하다가 100m가 넘는 낭떠러지에서 떨어졌다. 그는 떨어지면서 하느님에게 빌었다.

"살려만 주시면 전 재산을 불우이웃에게 주겠습니다."

떨어지다가 간신히 풀 한 포기를 잡았다. 다시 빌었다.

"살려만 주시면…."

그러자 멀리서 소리가 들려왔다.

"잡은 손을 놔라."

그는 죽기 싫었다. 손을 놓으면 죽는 것 아닌가. 시간이 지나자, 손힘이 빠졌다. 풀뿌리를 놓으면서 눈을 감았다.

"이젠 죽었구나. 하느님도 별 수 없구나."

그의 몸이 땅에 떨어졌다. 눈을 떠서 여기저기 몸을 살펴봤는데, 다친 곳이 없었다. 아픈 데도 없었다. 그의 몸은 지상 50cm 높이에 있었던 것이다.

저혈압 환자를 위한 명처방

그저 노인 현상의 하나일 뿐인데

"요즘, 늘 얻어맞은 것 같고 머리가 아프고 힘이 빠져서 뒤뚱거리는 게…. 곧 죽을 것 같아요."

70대 부인이 오자마자 하소연을 늘어놓았다. 우리나라 최상위층 0.1퍼센트에 속하면서 세상을 활발하게 휘젓고 살고 있는 유명한 부인이다. 알 만한 사람은 다 알고 있는 유명 화가이기도 하다. 만성두통으로 고생하는데, 유명한 병원에서 정밀 검사를 해도 이상이 없는 것으로 나온다는 것이다.

VIP검사는 엄청나게 비싼 만큼 철저하게 검사한다. 부인은 심한 저혈압, 약간 나쁜 신장 기능, 선천성 B형간염이 있지만 음성으로 나왔다. 간에 약간의 기포가 있으나 치료할 정도는 아니었다. 산후 하혈을 많이 해서 수혈 받을 때 온 C형간염은 새로운 치료약으로 항체가 생겼다. 당뇨가 약간 있지만 음식 조심만 하면 될 정도였다.

그런데 무거운 물건을 들면 허리가 아프고 오래 서 있으면 엉치뼈, 고관절이 아팠다. 오래 앉아 있어도 아팠다. 사실 70대 중에서 이런 증세가 없는 노인은 별로 없다. 정밀 검사를 해도 알 수 없다. 그저 시골 할머니처럼 밭두렁에 엎어지고 메치다 보면 사라지는 노인 현상이다. 병이라면 병이고 아니라면 아니다. 정밀기계는 이런 것을 병이 아니라고 진단한다.

30여 년 전, 강원도 산골에서 한약방을 할 때였다. 70대 초반의 할머니가 캄캄한 새벽에 침을 맞으러 왔다. 단중혈을 쓰다듬으며 앓는 소리를 내던 할머니는 침을 맞으며 넋두리를 했다.

"아들은 죽고 며느리는 집 나가고 어린 손주들 때문에 죽을 수도 없고…. 눈도 잘 안 보여."

마음이 심하게 아프면 심포경락心包經絡에 영향을 주고 가슴의 정중앙에 위치한 단혈이 아프다. 흔히 '심보가 고약하다'고 말하는데, 심보는 심포를 말한다.

이 할머니의 남편은 40대에 당뇨병으로 죽었다. 큰아들도 40세를 못 넘기고 당뇨로 죽었다. 큰아들이 죽자, 과부가 된 맏며느리는 반년도 안 돼 시집을 갔다. 아랫마을에 사는 아들 친구에게 가 버렸다. 어린 아들 셋, 딸 넷을 할머니에게 맡기고 떠난 것이다. 울화통이 터져 속을 끓이던 할머니는 풍을 맞고 쓰러졌다가 침을 맞으려고 나를 찾아온 것이다.

나는 할머니에게 처방을 해 주면서 다시 밭일을 계속하도록 권했다. 바쁘게 움직이다 보면 낫는 병이기 때문이다. 이튿날부터 할머니는 해가 뜨면 '아이구! 아이구!' 하면서 아픈 몸을 이끌고 밭으로 갔다. 눈도 침침해서 밭두렁에 걸려 수없이 넘어졌다. 그러다가 햇살이 뜨겁게 비추면 언제 아팠냐는 듯이 몸이 가뿐해졌다. 하루 종일 일하고 집에 돌아와 손주들에게 저녁밥을 차려 주고 밥을 먹는 둥 마는 둥 하고는 그냥 쓰러져 깊은 잠에 빠졌다. 이렇듯 매일 파김치가 되어 바쁘게 움직이다 보니, 며느리 문제로 속상할 틈이 없었다. 자연히 병은 사라졌다.

면역의 보물 창고

70대라면 생로병사 4단계의 3.5지점에 와 있는 셈이다. 죽음의 입구로부터 그리 멀지 않은 곳에 서 있는 만큼 모든 게 다 아프다. 하지만 위에서 말한 산골 할머니처럼 움직이다 보면 아픈 것을 잊고 새로운 하루를 살 수 있다.

사실 죽는 건 누구에게나 공평하게 오는 것이므로 생각할 필요가 없다. 아픈 건 누구나 아픈 거니까 그러려니 하고 살면 된다. 아무리 힘들어도 시간이 지나면 견딜 만해진다. 원래 세상살이는 아프고 힘든 거다. 아파도 참고 괴로워도 참고 힘들어도 참으면서 그냥 사는 거다. 행복에 겨워 시시덕거리는 사람들도 조금만 속을 들여다보면 다 크고 작은 고통과 괴로움이 있다.

아마존 정글에는 총알개미가 서식한다. 일반 개미보다 50배 이상 강한 독침을 갖고 있는 이 개미한테 물리면 마치 총알에 맞은 것처럼 엄청 아프다. 엄청난 고통이 24시간 지속되고 호흡 곤란까지 생길 정도다. 그래서 이곳 원주민들은 총알개미를 '24시간 개미'라고도 부른다.

원주민 마을에서는 독특한 성인식을 치른다. 수십 마리의 총알

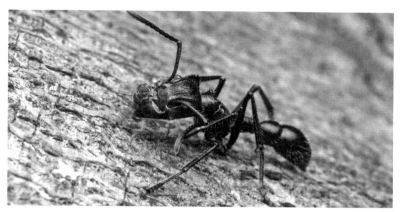
아마존 정글에 서식하는 총알개미. 침에 쏘이면 마치 총알에 맞은 것처럼 아프다고 해서 총알개미라 불린다.

개미가 들어 있는 장갑을 끼고 한나절 버텨야 하는 풍습이다. 개미에 물려도 소리를 내지 말아야 한다. 한나절 버티고 난 뒤에 비로소 약초에 손을 담그고 해독을 한다. 이런 고통스런 성인식을 겪은 아이들은 다른 부족 아이들보다 훨씬 용감하고 오래 산다. 웬만한 어려움도 가볍게 여기고 질병에도 강한 면역력을 갖게 된다. 대부분 80세 이상 장수하는 것으로 알려져 있다.

이렇듯 사람은 아프고 괴롭고 힘든 고통을 통해 면역을 담금질한다. 힘든 세월을 겪은 사람들이 편하게 살아가는 사람들보다 훨씬 건강하고 70, 80대인데도 당당하고 의연한 모습으로 지내는 것은 바로 이 고통이 면역의 보물 창고인 줄 알고 즐겁게 받아들이면서 살아왔기 때문이다.

아무튼 나를 찾아온 상류층 부인을 살펴보니, 모든 병은 저혈압에서 시작되었다. 저혈압에 대해서는 병원도 속수무책이다. 자다가 조용히 죽는 사람도 많다. 고혈압은 혈관을 묽게 하는 약으로 치료하지만 심장이 펌프질을 약하게 해서 생기는 저혈압은 멀뚱멀뚱 처다볼 수밖에 없다. 병원에서는 영양 섭취를 잘하고 스트레스를 피하고 알맞은 운동을 하고 잠을 잘 자면 된다는 식의 처방을 내린다. 한마디로 돈 많이 벌면 부자가 되고 수명이 길면 오래 산다는 말과 같은 처방이다.

중완을 잘 다스려라

부인은 소음인 체질이었다. 이제마 선생이 쓴 동의수세보원에는 저혈압 노인을 위한 명처방이 있다. 바로 소음인 보중익기탕이다. 보중익기탕은 원래 잘 먹고 힘내면 만병통치라는 중국 금원시대의 명의 이동원의 처방이다. 그는 전쟁 등 혼란한 상황으로 인해 수많은 사람들이 배고픔, 추위, 정신적 충격으로 인체의 원기가 쉽게 손상되는 것을 알고는 '사람의 몸은 위장의 기운을 근본으로 삼는다'고 하여 '의왕탕醫王湯'이라 불리는 보중익기탕을 창안했다. 황기, 구감초, 인삼, 백출, 당귀, 진피, 승마, 시호로 구성된 처방인데, 훗날 구한말의 명의 이제마 선생이 우리 체질에 맞게 인삼, 황기의 양

콩과의 여러해살이풀인 황기(왼쪽)의 뿌리와 인삼(오른쪽)은 소음인 보중익기탕의 주된 약재다.

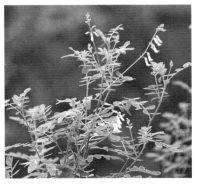
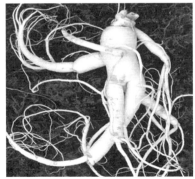

은 늘리고 승마, 시호는 빼고 곽향, 소엽을 추가하여 소음인 보중익기탕으로 만들었다.

한의학 경락이론에서는 위장을 중완中脘이라 부른다. 오장육부의 모든 기능인 12경락이 모이는 곳이다. 따라서 중완을 잘 다스린 사람이 건강을 유지한다. 만일 위가 불편하거나 배에 가스가 차고 뭔가 시원치 않고 고구마를 먹다 얹힌 느낌이 들면 중완을 잘 다스리지 못하고 있는 것이다. 아무리 소화제를 먹어도 소용없다. 또 간이 약해도, 위가 약해도, 감기에 걸려도, 로또복권이 꽝이 돼도, 사촌이 땅을 사도 뱃속이 불편할 때가 있다. 이 역시 중완을 잘 다스리지 못한 탓이다.

부인은 소음인 보중익기탕을 복용하면서 아침에 눈뜨자마자 똑바로 누워 발끝 치기를 10분, 목 돌리기 운동을 10분씩 했다. 웬만한 곳은 걸어 다녔고 걷거나 앉아 있을 때나 출장식 호흡을 했다.

'통즉불통 불통즉통通卽不痛 不通卽痛'이란 말이 있다. 통하면 아프지 않고 통하지 못하면 아프다는 뜻이다. 혈액 순환이 잘 안 되는 게, 기운 순환이 막힌 게 불통이자 통증이다. 발끝 치기와 목 돌리기, 걷기로 막힌 혈관과 막힌 기운을 뚫어 주면 저절로 통하게 된다. 전신의 혈관이 활성화되면서 통증이 사라진다. 통증이 사라지면서 머리가 맑아지고 가슴 답답한 것도 사라진다.

몇 달이 지나자, 부인은 기운이 나서 그림도 그리고 여행도 하고 운동도 어느 정도 할 수 있었다. 일단 움직이면 물레방아 돌듯 몸에 활력이 생긴다. 여기저기 아픈 것조차 무시하면서 지낼 수 있다.

70대 여인이 잘 먹고 잘 다니고 운동을 잘하면 더 이상 바랄 게 없다. 문제가 많을수록 해결책은 단순한데 있는 법이다.

똑같은 처방도 손맛 따라 다르다

이빨 아프면 송진과 산초를

이빨이 몹시 아프다는 60대 초반의 남자가 찾아왔다. 치과에 다녀오는 길이라면서, 이가 다 흔들리니 임플란트를 하는 게 좋겠다는 말을 들었다고 한다. 하지만 임플란트 값이 만만치 않다. 아무리 싸게 해도 낡은 아파트에서 월세로 살며 아파트단지 경비원으로 일하는 처지에서는 감당하기 힘들다. 부인은 식당에서 종업원으로 일하다가 허리를 다쳐 몇 달 전부터 누워 있었다.

그는 은행의 지점장으로 근무하다가 명예퇴직을 했다. 퇴직금과 대출을 받아 식당을 차렸지만 모든 게 날아가는 데는 일 년이 채 걸리지 않았다. 여태껏 고생을 모르고 살아온 이들 부부는 빈민층이란 새로운 세상으로 들어갈 수밖에 없었다.

경비원은 몸도 고되지만 마음이 더 힘든 직업이다. 쓰레기 분리수거, 청소, 주차관리, 택배관리 등 온갖 잡일에 젊은이들이 반말로 업신여기는 걸 참고 지내는 게 정말 어렵다. 그는 '죽는 것은 쉽다. 참고 버티는 게 참다운 용기다'를 좌우명으로 삼고 하루하루 버텼다. 하지만 이빨이 아픈 데는 용빼는 수가 없었다.

그는 내 권유대로 인근 야산에 가서 푸른 솔방울과 싱싱한 솔잎을 따다가 물을 붓고 진하게 끓였다. 아플 때마다 이 물로 입 안을 헹궜다. 두 달쯤 지나자, 아픈 게 씻은 듯 사라졌고 흔들리던 이도 없어졌다. 송진이 한몫을 한 것이다. 물론 송진을 오래 쓰면 체내에 누적되어 해롭다.

소금에 산초山椒 분말을 섞어 치약 대신 써도 좋다. '천초'라고도 부르는 산초나무의 잘 익은 열매를 살짝 볶고 빻아서 3~4년 묵은 천일염과 섞어 쓰면 잇몸 통증이 사라진다. 그래도 아픈 사람은 족도리풀인 세신의 뿌리를 조금 넣는다. 산초 기름을 만들어 입 안을 헹구고 삼키면 더욱 효과적이다. 삶은 토마토를 입에 물고 있다가 먹기를 하루 다섯 차례 이상을 해도 좋다. 산사, 아가위를 진하게 달여 먹어도 효과적이다

방약합편에는 옥지산玉池散이란 처방이 있다. 풍이나 충치로 이가 아프고 흔들리면서 잇몸이 짓무르거나 곪아서 고름이 나올 때에 쓰는 처방이다. 지골피, 백지, 세신, 방풍, 승마, 천궁, 당귀, 괴화, 감초, 고본을 넣고 끓인 후 입에 물었다가 뱉으면 된다.

방약합편의 처방

조선조 말기인 1885년 황도연이 편찬한 방약합편은 실용적인 치료에 근간을 둔 의학서다. 실제 임상에서 활용하는 처방 위주로 제

조법과 약재 등을 간결하게 집대성하여 수많은 임상가들이 애용하는 처방집이기도 하다.

언젠가, 이 책을 언급하면서 이빨이 아프다고 찾아온 40대 남자가 있었다. 고위직 공무원이라고 했다

그는 몇 달째 이빨이 아팠다. 치과의 처방 약을 먹어도 계속 아팠다. 이빨이 아픈 건지, 잇몸이 아픈 건지, 아니면 이빨과 잇몸이 동시에 아픈 건지, 도무지 알 수가 없었다. 통증은 갈수록 점점 더 심해졌다. 하루는 이하선 근처가 아프고 어금니 근처의 턱도 욱신거렸다. 대학병원의 이비인후과에 갔으나 아무 이상이 없다는 말만 들었다. 치료는커녕 약 처방도 받지 못했다. 그런데 통증은 계속되었다. 다시 치과와 내과, 구강외과를 다녔지만 하나같이 이상이 없다고 한다. 아파 죽겠는데 이상이 없다고 하니, 결국 신경성이라는 결론이 나왔다.

당시 그가 근무하는 정부종합청사 근처에 구두 수선집이 있었다. 하루는 구두를 고치면서 찡그리고 앉아 있자, 늙은 구두 수선공이 물었다.

"왜 찡그리세요?"

"이빨이 아파서요."

"많이 아파요?"

"죽을 지경이에요."

"인왕산 아래에 용한 한약방이 있어요. 서울대학병원에서 못 고친 걸 그곳에서 약 몇 첩으로 낫다는 사람이 많아요."

그는 수선공의 말이 미덥지 않았지만 혹시나 해서 한약방을 찾아갔다. 사직단 뒤로 꾸불꾸불한 샛길을 지나 인왕산을 바라보며 올

라갔다. 가파른 오르막길을 한참 지나자, 한약방 간판이 보였다. 낡은 집의 한약방이었다. 안에 들어서자, 여든은 훨씬 넘어 보이는 노인이 다짜고짜 말했다.

"턱이 많이 아프구먼."

"어떻게 아세요?"

"당신처럼 인상 쓰는 자들은 다 이빨과 턱관절이 아파."

그가 증세를 설명하려 하자, 노인이 말을 막았다.

"풍치네. 삼차신경통도 약간 있고…."

잠시 후, 노인은 약을 다섯 첩 지어 주면서 끓여 먹으라고 했다. 다섯 첩을 다 먹자 통증이 덜 했다. 다시 한약방을 찾아갔다. 이번에는 열 첩과 연고를 받았다. 턱과 목에 바르라는 것이다. 그가 조심스럽게 물었다.

"이 약 처방 이름이 뭡니까?"

"지난번에 준 것은 방약합편에 있는 청위산과 견정산을 합방한 것이고 이번 것도 방약합편에 있는 사위탕과 공진단 추출 연고야. 그 병은 이빨이 잘못되어 생긴 게 아니야. 스트레스 때문이야. 사람이 지위가 높으면 그만큼 스트레스가 생기고 교만해지는 법이지. 마음을 다스리면 낫게 돼 있어."

약을 먹고 연고를 바르자, 통증이 씻은 듯이 사라졌다.

몇 년이 지났다. 다시 아픈 게 재발했다. 이번에는 노인이 말한 청위탕을 직접 지어 먹기로 했다. 경동시장에 가서 방약합편에 적힌 대로 다섯 첩을 지었다. 하지만 전혀 반응이 없었다. 배가 아프고 설사가 나면서 오히려 더 아팠다. 다시 경동시장을 찾아가 사위탕을 지었다. 열 첩을 먹었지만 역시 아무런 반응이 없었다.

며칠간 고민하던 끝에 인왕산 아래 한약방을 찾아갔다. 간판이 보이지 않았다. 주위 사람에게 물었더니, 노인은 2년 전에 돌아가셨다는 것이다.

약 짓는 사람의 차이

똑같은 처방이라도 약 짓는 사람의 감성과 경험에 따라 다른 법이다. 처방을 안다고 해서 다 같은 약이 되는 게 아니다. 요리에도 손맛이 있다. 같은 재료로 똑같이 만들어도 맛은 하늘과 땅 차이다. 피카소에게 똑같이 그림을 배우고 똑같은 재료를 쓴다고 해서 모두 피카소와 같은 작품이 나오지 않는다.

특히 한약재는 처리 방법에 따라 약이 되고 독이 된다. 개똥쑥은 뜨거운 물에 끓이면 약효가 다 날아간다. 알코올이나 에테르 같은 물질에 넣어 저온에서 약효를 추출해야 한다. 반묘斑猫라는 벌레도 수치법에 따라 불치병을 고치는 명약이 되거나 해를 주는 독이 될 수가 있다.

휴전선 근처에서 대대로 한약방을 해 오던 어느 한약업사의 이야기다. 휴전 직후, 이곳에 미군기지가 생기자, 많은 여인들이 몰려왔다. 여인들은 평균 7~8명의 식구를 부양하는 생활력이 있었다. 미군들이 높은 산으로 훈련을 가면 같이 따라가 장사를 할 정도로 강한 여인들이었다.

그런데 여인들은 성병에 자주 걸렸다. 당국에서는 적정량의 몇 배로 고단위 페니실린을 처방했지만 부작용으로 죽는 여인까지 생겼다. 당시 페니실린은 만병통치약으로 기적의 약이라 불리었는데,

이것으로도 낫지 않는 불치병이었던 것이다. 국제매독이라고 했다.

우리나라 여인에게 문제가 있으면 자연히 미군 병사에게도 문제가 된다. 미군 의료진 역시 속수무책이었다. 이때 이 한약업사가 치료 방법을 찾아냈다. 우리나라 여인은 물론, 미군 병사와 장교, 군의관들까지도 그의 처방으로 불치병을 고쳤다.

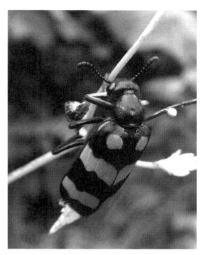

딱정벌레속 가뢰과에 속하는 길이 10~20㎜의 반묘. 독의 심한 부작용으로 한방에서는 잘 쓰지 않는다.

처방의 핵심은 반묘라는 독충이었다. '가뢰'라고도 부르는 이 독충이 성기와 그 주변에 서식하는 변종 바이러스, 세균 따위를 처리했다. 반묘는 부작용이 심해서 한방에서는 거의 쓰지 않는 약재였다. 독성 물질인 칸타리딘*Cantharidin*을 갖고 있어 피부에 염증을 일으킬 수 있으므로 채집할 때 맨손으로 잡는 것도 피하던 벌레다. 동의보감에는 성질이 차고 맛은 매우며 독이 많다고 했다. 하지만 이 한약업사는 반묘 법제에 대한 자신만의 노하우로 부작용 없이 환자를 고쳤다. 인공항생제가 해결하지 못한 병을 천연항생제가 해결한 셈이다.

세월이 흘러 미군 부대의 규모가 줄어들자, 많은 여성들이 떠났다. 그의 한약방은 더 이상 손님이 없을 줄 알았다. 그런데 손님이 구름처럼 모여들었다. 애를 못 낳는 여인들이었다. 국제매독을 고친 처방이 이번에는 불임 특효약이 된 것이다.

아무튼 이빨이 아프다고 찾아온 40대 남자는 한의서에 적힌 대로 지었는데도 왜 효과가 없는지 모르겠다고 했다.

고위직 공무원인 그는 스트레스가 많았다. 이 스트레스가 목 주위의 림프절을 경직시켰고 그에 따라 경동맥이 굳어지면서 이빨이 아팠던 것이다. 인왕산 밑의 한약방 노인이 핵심을 제대로 짚었던 셈이다.

경동맥이 굳어져 목 위에 생기는 질병으로 무서운 것은 뇌종양과 중풍이다. 가볍더라도 턱관절 통증, 풍치, 삼차신경통, 비염, 이명, 눈병 따위가 찾아온다.

그는 목에 공진단 연고를 바르고 곽향정기산, 우귀음으로 몸속의 독소를 배출하면서, 특히 스트레스를 해소하려고 애썼다.

척추암 고친 감사한 마음

스트레스를 해소하려면 어떻게 해야 할까. 명상, 운동, 취미생활, 산책 등 여러 가지 방법이 있겠지만 가장 중요한 것은 마음을 다스려야 한다.

미국의 실업가 중에 스탠리 탠이란 인물이 있었다. 1976년 당시 성공한 실업가로 꽤나 이름을 떨쳤다. 하루는 몸이 아파 병원에 갔더니, 척추암 3기라는 진단이었다. 당시 척추암은 수술이든 약물이든 고치기 힘든 병이었다. 사람들은 그가 절망 속에 곧 죽을 거라고 생각했다.

그런데 몇 달이 지난 어느 날, 그가 아무렇지도 않게 사무실로 출근하는 모습을 보고 사람들은 깜짝 놀랐다. 어떻게 된 일이냐는 물음에 그는 이렇게 말했다.

"그동안 저는 이렇게 기도했습니다. 병들게 된 것도 감사하고 병들어 죽게 되어도 감사하다고 기도했습니다. 죽음 앞에서는 하느님에게 감사할 것밖에 없습니다. '살려 주시면 살고 죽으라면 죽겠습니다, 무조건 감사합니다' 하고 기도를 했더니 건강을 되찾게 되었습니다."

그가 다시 건강을 되찾은 것은 바로 '감사함' 때문이었다. 스트레스의 원인이 마음의 상처와 부정적인 생각이라는 점에서, 이 사람처럼 감사하는 마음을 가지면 모든 스트레스에서 벗어날 수 있다. 감사하는 마음은 면역체계를 강화하며 에너지를 높이고 치유를 촉진한다.

누구든지 행복하다고 생각하면 행복해지고 불행하다고 생각하면 불행해지는 법이다. 일본의 학자 에모토 마사루는 《물은 답을 알고 있다》에서, 물에게 사랑과 감사가 담긴 말을 들려주자, 물이 얼은 결정結晶의 모양이 아름다운 육각형 결정체라고 했다. 반대로 나쁜 말을 들려주자, 그 결정이 무참히 깨져 버렸다는 것이다. 말은 곧 그 사람의 마음을 나타낸다는 점에서 보면, 어떤 마음으로 사느냐가 몸의 70퍼센트인 물을 바꾸고 그 변화가 몸에 그대로 나타난다는 것이다.

누구를 미워하거나 존경하거나 다 부질없는 짓이다. 마음이 잔잔한 바다처럼 고요하고 편안해지면 사는 게 편안해진다. 누구든지 아픈 사람은 올바른 양생법부터 찾아야 한다. 산속이 아닌 일상생활 속에서.

정말 피부질환 치료법이 없을까

거시기에 하자 있는 게 아닐까

술집이건, 등산이건, 운동이건, 앞장서서 주도하는 50대 남자가 있다. 그런데 땀을 뻘뻘 흘린 후, 일행이 대중목욕탕에 가면 그의 모습을 보기 어렵다. 아무도 안 보는 곳에서 옷을 벗고 샤워하고 고양이처럼 조용히 나와 옷을 입는다. 친구들은 혹시 그의 물건에 결함이 있는 게 아닌가 싶었다. 건장한 체구에 장비 같은 얼굴, 게다가 태권도 7단, 유도 5단 등으로 단련된 체력에 열등감을 느끼던 친구들은 은근히 좋아했다.

'하느님은 공평하게 세상을 만들었구나.'

남자들은 본능적으로 대중탕이나 공중변소에서 상대의 거시기에 눈이 간다. 시인 천상병은 부귀와 영화를 똥물 보듯 했지만 거시기에는 관심이 많았다. 찰리 채플린과 닮은 구석이 있었다. 어느 날, 공중화장실에서 소변을 보다가 옆 사람이 그의 물건을 곁눈질

하고는 바닥에 엎드려 '형님!' 하고 큰절을 했다는 일화가 있을 정도다. 채플린은 본인의 물건을 스스로 세계 8대 불가사의라고 자칭하기도 했다.

그가 대중탕에서 남의 눈에 안 띄는 곳만 찾는 데는 나름대로 이유가 있었다. 직장에서 못된 상사를 만나 일 년 간 마음고생을 아주 심하게 했는데, 그때부터 배에 못된 피부병 같은 건선이 생겼다. 유명한 비뇨기과 전문의인 아내부터 깜짝 놀라 남편의 접근을 막았다. 밖에서도 스트레스, 집에서도 스트레스가 생겼다. 건선은 심해졌다가 나아졌다, 나아졌다가 심해지기를 반복했다. 무려 10년 동안 고생을 했다.

건선은 피부질환으로 치료 방법이 없다. 스트레스를 피하고 햇볕을 쬐고 영양 섭취를 잘하면 치료에 보탬이 된다는 게 치료법이다. 참을성 없는 사람은 스테로이드 치료로 증세를 더 악화시킨다.

건선은 신장과 폐 기능 다스려야

건선은 단순한 피부병이 아니라 류머티즘 관절염과 같은 면역질환이다. 면역세포인 T세포가 지나치게 설치면 피부 세포가 늘어나고 염증과 발진이 생긴다. 건선이 오면 피부가 두꺼워지고 좁쌀 같은 붉은 반점이 생긴 후에 각질이 된다. 그나마 여름에는 괜찮다. 햇빛 속 자외선이 비타민D를 활성화시켜 피부 기능을 활성화시키고 면역세포의 균형을 살리기 때문이다. 하지만 일조량이 줄고 대기 습도가 적어지면 다시 나빠진다. 손발톱에 작은 구멍이 생기는 수도 있다.

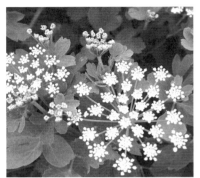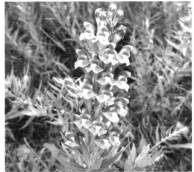

미나리과의 두해살이풀인 방풍(왼쪽), 꿀풀과의 여러해살이풀인 황금(오른쪽)의 뿌리는 방풍통성산의 주 약재다.

건선은 젊은이들에게 많이 생긴다. 면역 활성도가 높고 과로, 스트레스가 많은 탓이다. 또 장례식장까지 따라오는 병이다. 죽을 때까지 따라온다. 그래서 이 병에 걸리면 스트레스, 우울증, 불안감을 같이 겪는다. 심하면 자살 충동마저 느낀다.

나는 신장과 폐 기능을 다스리는 처방부터 시작했다. 신장 기능을 살리기 위해 우귀음과 좌귀음 처방을, 폐 기능을 살리는 데에는 방풍통성산을 처방했다. 우귀음과 좌귀음은 신장 기능을 살리는 최고의 처방이다. 신장에서 나쁜 피를 잘 걸러 내서 깨끗한 피를 혈관으로 보내면 림프절의 면역세포가 균형 잡힌 역할을 한다. 방풍통성산은 폐기肺氣를 살려 비염 치료는 물론, 피부병 치료에도 탁월한 효과가 있다.

그는 딱 100일 만에 달라졌다. 대중목욕탕에서 활개를 치고 부인 앞에서 큰소리를 냈다. 철저히 화타식 섭생을 하고 양생법을 지킨 덕이었다. 새벽 4시면 어김없이 일어나 한 시간 동안 출장식 호흡을 했고, 밤 9시가 되면 수도승처럼 한 시간 동안 명상을 하고 잠자리에 들었다.

또 하나의 변화는 지독한 다혈질이 부드럽게 달라졌다는 점이다. 함께 찾아온 부인도 크게 놀랐다면서, 철사결 같은 성격이었는데 비단결이 되었다고 한다. 그 역시 스스로 '그동안 왜 그렇게 화를 냈을까?' 의아스럽다고 했다. 그토록 미워했던 직장 상사를 다시 만나 보니, 아주 평범한 사람이었다는 것이다. 문제는 바로 그 자신 내부에 있었다.

요즘에는 건선뿐만 아니라 염증성 피부질환으로 찾아오는 환자도 많다. 면역체계를 바로잡아야 하는데, 눈에 보이는 피부 치료만 하다가 낭패 보고 찾아온 환자들이 대부분이다.

암치료의 후유증

어느 날, 40대 초반의 남자가 찾아왔다. 4차 산업관련 연구 프로젝트로 유명세를 타고 있는 전자공학자다. 허벅지에 직경 3㎝, 등에 2㎝, 발목 복사뼈 근처에 1㎝의 종기가 있고 엄지발톱과 그 주위에도 작은 종기들이 보였다. 욕창은 아닌데 욕창의 초기 증세와 비슷한 욕창성 피부질환이었다.

그는 일 년 전에 전립선암이란 진단을 받았다. 그동안 누구보다도 건강에 자신 있었고 부인과의 잠자리 역시 자신감이 넘쳤지만 전립선암이란 판정을 받자, 우울증이 생겼다. 바로 수술을 받았고 의사로부터 성공적으로 끝났다는 말까지 들었다.

그런데 후유증이 생겼다. 내심 한 달쯤 지나면 예전처럼 아내와 잠자리도 가질 수 있을 것으로 생각했었는데, 기대하던 발기는 안 되고 오지 말라는 종기가 생긴 것이다. 다시 병원을 들락날락거리며 몇 달 동안 여러 전문가들을 만났다. 하지만 종기의 상태는 여전했다. 조금 낫다가 다시 나빠지는 증상이 반복될 뿐이었다. 날이 갈수록 삶의 질은 엉망진창이 되고 말았다.

그동안에는 주말마다 등산을 즐겼지만 이제는 걷기도 힘들었다. 쩔뚝거리며 걸었다. 목욕도 할 수 없었다. 새벽마다 집 근처 야산을 달리고 흠뻑 땀에 젖은 몸을 샤워하는 즐거움도 사라졌다. 저녁 식사 후, 아내와 같이 산책하고 같이 샤워하고 잠자리에 드는 즐거움도 사라졌다.

나를 찾아와서는 첫마디가 욕이었다. 병원에서는 수술이 잘 끝났으니 잘 먹으면 괜찮아질 것이라고 했다는 것이다. 그런데 입맛도 없고 소화도 잘되지 않는데 잘 먹으면 된다니…. 물에 빠져 허우적거리는 사람에게 숨을 잘 쉬면 죽지 않는다는 소리나 다름없지 않느냐는 이야기였다. 공연히 수술을 받아 폐인이 되고 말았다면서 자책까지 했다.

그의 종기는 암치료 후유증의 하나다. 항생제와 항암제를 많이 사용하다 보면 혈액에 독소가 쌓여 혈관이 파괴된다. 간과 신장 기능이 엉망이 되어 면역 기능이 바닥을 친다.

피부질환에서 벗어나려면

모든 염증성 질환은 혈액을 깨끗하게 해야 사라진다. 혈액이 깨끗해지려면 신장에서 깨끗한 피를 걸러 혈관으로 보내야 한다. 핏속에 있는 독소나 불순물을 배출하고 깨끗한 피를 생산해야 하는 것이다.

이때 필요한 것이 숭늉이다. 정수장에서 불순물이 섞인 물을 숯으로 정화하듯이, 누룽지를 태워 만든 숭늉을 마셔 인체를 정화시켜야 한다. 숭늉 재료는 율무, 귀리, 보리, 진창미로 지은 밥이 좋다. 숭늉이 없다면 생수를 따뜻하게 해서 마셔도 된다.

당연히 카페인 음료나 가공음료 따위는 모두 피해야 한다. 또 가급적 식물성 식품을 먹는 게 좋다. 우유나 계란, 치즈, 버터 따위는 동물성 식품이므로 먹지 않아야 한다. 그 대신, 파인애플, 키위를 위주로 한 과일과 채소를 익혀서 먹은 뒤에 식사를 한다. 가공육 역시 담배, 석면처럼 발암 물질임을 잊지 말아야 한다.

걸을 때나 앉아 있을 때나 늘 출장식 호흡을 하는 게 좋다. 날숨을 잘 쉬면 몸속의 불순물이 밖으로 많이 나가고 에너지원인 산소가 많이 들어온다.

반년이 지나자, 피부질환은 씻은 듯이 사라졌다. 다시 전성기가 돌아온 것이다. 식이요법과 운동요법을 남편과 함께 한 부인도 달라졌다. 20대 여인의 피부처럼 탄력 있는 우윳빛 피부가 되었다.

남자의 정력은 아무리 많아도 많은 게 아니고 여인의 피부는 너무 고아도 고운 게 아니다. 남자의 정력이나 여자의 고운 피부는 같은 뿌리에서 나온다. 혈관이 깨끗하면 남자는 정력이 좋아지고 여자는 피부가 고와진다.

막걸리와 북엇국으로 고친 간경화 복수

조선조 말기 때 간행된 방약합편 약성가에는 '주통혈맥 상행성 소음장신 과손명 酒通血脈 上行性 少飮壯神 過損命'이란 글귀가 있다. 술은 혈맥을 통해 위로 올라가는 성향이 있다. 적게 먹으면 정신이 건강해지지만 과음하면 수명이 단축된다는 뜻이다. 한마디로 술을 지나치게 많이 마시지 말라는 이야기다.

이뇨제 대신 막걸리 마셨더니

요즘 술 때문에 생긴 간경화, 간암으로 찾아오는 환자들이 많다. 그만큼 세상 살아가는 게 힘들고 짜증나고 피곤하고 화나는 일만 가득하기 때문이 아닐까.

서너 달 전부터 간경화 복수로 고생하고 있다면서 찾아온 작가가 있었다. 재능 있는 작가지만 책이 팔리지 않자 날마다 술을 마셨다. 생활형편이 어려워지자 부인마저 가출해 버렸다.

하루는 몹시 피곤하고 소화도 안 되고 금방 지치는 것 같아서 병원에 갔더니, 간경화란 진단이 나왔다. 그래도 그는 계속 술을 마셨다. 복수가 생겨 다시 병원을 찾았다. 처방을 받은 이뇨제를 먹자 거의 실신 상태가 될 정도로 부작용이 왔다. 그렇다고 이뇨제를 먹지 않으면 소변이 안 나왔다. 죽을 지경이었다. 어찌할까 고민하다가 나를 찾아온 것이다.

알코올 중독자는 술을 수십 년간 먹다가 안 먹으면 금단 현상으로 손이 떨리고 소변도 안 나오는 경우가 많다. 이들에게는 알맞게 먹는 술이 최고의 이뇨제다. 술을 먹어야 소변이 나오기 때문이다. 그렇다면 몸에 좋은 술을 먹으면 소변이 잘 나오고 건강에도 도움이 될까.

산골에 있을 때, 마약 환자가 많이 찾아왔다. 마약 금단 증세로 괴로워하다가 술을 마시면 진정되는데, 이를 반복하다 보면 알코올에 중독되어 또다시 고생을 한다. 나는 그들에게 티스푼으로 한 잔쯤 되는 양의 술을 입에 물고 5분 정도 있다가 넘기라고 한다. 술을 입에 물고 있으면 알코올 성분이 혀를 통해 즉시 뇌로 가기 때문에 적은 양으로도 취할 수 있어 진정된다.

나는 작가에게 누룩이 많이 들어가고 당분이 전혀 없는 막걸리를 한 모금 마신 다음, 입에 물고 있다가 천천히 삼키도록 했다. 그러자 소변이 수월하게 나오며 복수가 줄어들었다.

그가 내게 왔을 때에는 90대의 모친이 동행했다. 모친은 젊어서부터 귀한 손님을 맞을 때 접대하거나 제사상에 올리던 가양주家釀酒를 많이 담가 왔고 인간문화재급 실력을 갖추고 있는 전문가였다. 막걸리가 아들의 이뇨 작용에 유용하다는 것을 알게 된 모친은 효모가 잔뜩 들어 있는 막걸리, 즉 약주를 만들어 아들에게 먹였다.

지금도 북엇국이 최고의 해독제?

작가는 먼저 따뜻하게 데운 막걸리를 소주잔으로 한 잔 마시고 눌은밥과 북엇국을 먹었다. 북엇국은 북어를 여러 시간 진하게 끓이고 건더기를 뺀 국물만 마셨다. 간은 20년 이상 묵은 간장으로 했다. 하루 세 끼를 똑같은 방법으로 먹으면서 물 대신 진한 숭늉을 마셨다. 100일쯤 지나자, 건강을 회복한 그는 다시 글쓰기를 시작했다. 그의 믿음과 모친의 정성이 만든 기적이었다.

그가 먹은 북엇국은 애주가들이 가장 좋아하는 해장국이기도 하다. 알코올이나 약물에 중독되었을 때 또는 식중독이나 연탄가스 중독일 때도 요긴했던 최고의 해독제다.

강원도 산골에 있으면서 들었던 70대 노인의 경험담이다. 노인은 6·25전쟁 피란 통에 귀가 무척 아팠다. 귀에 염증이나 농이 없는 데도 아팠다. 산골에 약이 있을 리 없었다. 동네 할머니가 찡그린 그를 보고 물었다.

"왜 그러니?"

"귀가 아파서요."

할머니는 그의 귀를 들여다보더니, 딱 잘라 말했다.

"마른 귓병이네."

할머니는 며느리에게 북어를 주전자에 넣고 끓이라고 했다. 주전자 구멍에서 김이 나오자, 그에게 귀를 김에다 쐬라고 했다. 10여 분간 김을 쐬자, 통증이 조금씩 진정되더니 사라졌다. 그가 다 나은 것 같다고 말하자, 할머니는 주전자에 있는 북엇국을 먹으라고 했다. 싫다고 하자, 할머니는 며느리와 북엇국을 먹었다.

1950~60년대 강원도 산골에서는 술 때문에 몸이 상하면 대부분 북엇국을 먹었다. 70년대에도 농약으로 몸이 상한 사람은 북엇국을 먹었고 지금까지도 그 비방은 계속 이어져 오고 있다. 그런데 효과가 예전만 같지 않다.

70대 노인은 다시 마른 귓병이 생기자, 어렸을 때의 생각이 나서 주전자에 북엇국을 끓였다. 그리고 귀를 김에 쐬었지만 전혀 효과가 없었다. 마른 귓병이든 술병이든, 다 동해 바다에서 잡은 명태로 만든 북어만이 약효가 있다. 러시아에서 잡힌 명태로 만든 북어는 효과가 없다.

마음속에서 기적 만든 조선족 여인

이번에는 술을 전혀 마시지 않았는데도 간경화 복수가 차서 찾아온 중국 조선족 여인을 보자. 중국 지린성吉林省에서 자수 공예가로 이름을 날리던 그녀는 초빙을 받아 잠시 일본에 머물고 있었다. 어느 날, 갑자기 목에서 피가 나왔다. 간경화로 식도정맥이 터지고 복수가 찼다. 황급히 병원을 찾아가 식도를 묶고 이뇨제 처방을 받았지만 시간이 갈수록 건강은 점점 더 나빠졌다.

그녀는 이미 20여 년 전에 간경화 초기라는 진단을 받은 적이 있었다. 당시 중국 지린성에는 변변한 의료시설이 없었다. 한의원에서는 지네의 발과 꼬리를 떼고 계란에 섞어 먹으면 낫는다고 했고, 주위 사람들은 단고기와 닭고기를 권했다. 지네는 오공蜈蚣이라 불리는 한약재로 뭉친 응어리를 풀어 주고 진통과 해독 효능이 있다. 단고기는 개고기를 말한다.

그런데 고기를 먹으면 더 기운이 없고 피곤했다. 기운이 생기라고 고기를 먹는데 왜 거꾸로 되는 것일까. 이유는 간단하다. 간 기능이 저하되어 동물성 단백질의 분해 능력이 떨어졌기 때문이다.

여러 해가 지나고 우연히 한국에 올 일이 생겨 나를 찾아왔다. 벌써 8년 전의 일이다. 그때 나는 화타식 섭생과 양생법을 알려주면서 '기적은 마음속에서 만드는 것'이라고 했다. 몸과 마음을 가다듬고 주어진 환경에 적응하면서 올바르게 열심히 사는 자세야말로 건강 회복의 최고 비결이라고 말했다.

그때부터 그녀는 먼저 따뜻한 숭늉을 딱딱한 음식 먹듯이 천천히 씹어 먹었다. 가열순환제 연고를 통증 부위 외에 림프절이 많은 옆구리, 식도, 아랫배, 요추선골, 고관절에 바르고 부드럽게 마사지를 했다. 식단은 식물성 위주로 하되, 과일은 약간 익혀서 껍질과 씨를 빼고 먹었다. 그리고 틈날 때마다 햇빛 속을 걸으면서 출장식 호흡을 했다. 나는 몸속의 독소를 배출하면서 신장 기능을 돕는 오령산에 산사, 백모근 등을 듬뿍 넣어 처방했다.

간경화 복수는 간경변증 환자에게 가장 흔하게 나타나지만 해로운 음식 섭취라는 그릇된 섭생과 과도한 스트레스, 과로 등 잘못된 양생으로도 생긴다. 그러므로 몸에 해로운 음식을 먹지 않고 올바른 마음가짐으로 가슴 속에 응어리진 스트레스를 다스리고 과로만 하지 않으면 충분히 이겨낼 수 있다. 지난 8년간 내가 당부한대로 섭생과 양생법을 꾸준히 실천하여 오늘날 자수공예의 국제적 장인으로 우뚝 선 그녀가 산 증거다.

림프절과 피토테라피 연고

어느 날, 목사님이 자신의 인생에 커다란 계기를 준 글이라면서 고정희 시인의 '상한 영혼을 위하여'를 문자로 보내왔다. 시를 보내준 50대 초반의 목사님은 미국 예일대학에서 박사학위를 받은 미모의 여인이다.

상한 갈대라도 하늘 아래선
한 계절 넉넉히 흔들리거니
뿌리 깊으면야
밑둥 잘리어도 새순은 돋거니
충분히 흔들리자 상한 영혼이여
충분히 흔들리며 고통에게로 가자

뿌리 없이 흔들리는 부평초 잎이라도
물 고이면 꽃은 피거니

이 세상 어디서나 개울은 흐르고
이 세상 어디서나 등불은 켜지듯
가자 고통이여 살 맞대고 가자
외롭기로 작정하면 어디를 못가랴
가기로 목숨 걸면 지는 해가 문제랴

고통과 설움의 땅 훨훨 지나서
뿌리 깊은 벌판에 서자
두 팔로 막아도 바람은 불듯
영원한 눈물이란 없느니라
영원한 비탄이란 없느니라
캄캄한 밤이라도 하늘 아래선
마주 잡을 손 하나 오고 있거니

의학적 기적을 일구어 낸 목회자

목사님은 돌을 전후하여 뇌막염을 앓았다. 50여 년 전만 해도 그녀가 살았던 전라도 산골에는 병원이 없었다. 도회지 병원까지 오는데 사흘 넘게 걸렸다. 결국 머리와 오른팔 외에는 모두 마비되고 말았다.

그녀는 독학으로 초·중·고교 검정고시에 합격했다. 남원에서 가정교사로 일했는데, 가르침을 받은 학생들마다 성적이 쑥쑥 올라갔다. 서울의 일류 대학에 많이 합격하는 바람에 '사교육의 대가'란 말까지 들었다. 10년이 지나자, 제법 큰돈을 모았고 캐나다로 유학을 떠났다. 28세 때였다.

1급 장애인이 외국에서 공부하는 것은 만만치 않았다. 5년 만에 대학을 졸업하고 예일대 대학원에 입학했다. 7년이 지나 신학박사 학위를 받고 목사 안수도 받았다. 한국으로 돌아와서는 장애인을 돕는 교회의 목사가 되었다. 남의 도움이 필요한 1급 장애인이 남을 돕는 목회 일을 시작한 것이다.

10여 년이 지나고 지역에서 유명 인사가 되었다. 신자 수도 꽤 많았고 그녀가 앞장서서 시작한 장애인 복지사업의 규모도 꽤 커졌다. 하지만 따르는 사람이 많을수록 칭찬만큼 비난도 뒤따랐다. 사람들의 입에 오르내리면서 모함도 많아지자, '한국의 마더 데레사'라고 추앙하던 사람들이 모두 그녀의 적이 되었다. 결국 그녀는 일선에서 물러났고 은퇴 아닌 은거 생활을 할 수밖에 없었다.

이때부터 그녀는 아무도 만나지 않았다. 오직 기도하고 성경 읽기에 전념했다. 하지만 아무리 기도하고 성경을 봐도 마음이 편치 않고 안정되지 않았다. 시를 읽었다. 바로 '상한 영혼을 위하여'라는 시였다. 마음이 편안해졌다. 한 편의 시가 성경보다 더 큰 위안이 된 것이다.

그녀는 뇌막염 후유증으로 인한 전신 통증으로 하루 종일 고통을 겪으면서 살아왔다. 50여 년간 계속된 고통이었다. 기도에 집중하거나 목회 일에 열중하면 어느 정도 통증을 잊을 수 있었지만 항상 기도나 목회 일에 집중되는 것은 아니었다.

나를 찾아온 뒤부터, 그녀는 아주 심하게 아프면 가열순환제 추출액을 아픈 곳에 발랐다. 통증이 완화되자 행복하다는 생각부터 들었다. 덜 아프면 행복하고 아프지 않으면 아주 행복했다. 아주 간단하고 단순한 행복론이었다.

내가 보기에, 그녀는 의학적인 기적을 일군 여인이다. 누워서 죽을 날만 기다려야 할 사람, 현대의학이 포기한 중증 장애인, 그리고 간병을 받아야 할 1급 장애인이 남을 보살피는 목회 활동을 하는 기적은 신앙의 힘이었다.

"과학이 포기한 곳에 신의 손길이 기다린다."

2004년 개봉한 영화 '노트북'에 나오는 말이다. 알츠하이머병에 걸린 첫사랑 여인에게 노인이 지나온 이야기를 들려주는데, 퇴행성 알츠하이머병은 회복될 수 없다는 의사에게 해 준 노인의 말이다.

피토테라피의 원조

내가 그녀에게 처방한 가열순환제 추출액은 림프절 치료에 효과가 있는 연고로 오랜 임상을 거친 처방이다. 목 디스크나 허리 디스크, 수비통, 어깨 통증, 고관절 통증에 효과가 크다. 암 환자에게도

오약순기산의 주 약재인 천태오약(왼쪽)과 공진단의 주 약재인 당귀(오른쪽)는 각각 뿌리를 사용한다.

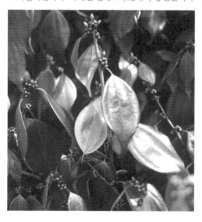
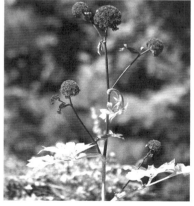

도움이 되는 것은 당연하다. 공진단과 오약순기산 추출물이 주성분이고 피토테라피phytothérapie 원조이기도 하다.

피토테라피란 식물의 추출물을 이용하여 병을 치료하는 약용식물요법을 말한다. 눈에 보이는 치료보다 몸이 스스로 자가치유할 수 있도록 돕는데 초점을 맞춘 처방이다.

모든 천연추출물은 저마다 고유한 약리작용이 있다. 전문 기술로 최적의 추출물을 최적의 비율로 혼합하여 완벽한 시너지 효과를 얻어 내는 것이 바로 피토테라피다. 한의학 처방과 똑같다.

1976년 창업한 세계적인 프리미엄화장품 시슬리의 핵심 역시 피토테라피다. 크리스틴 도르나노 부회장은 2019년 우리나라에 왔을 때, 이렇게 말했다.

"식물세계에 대한 기억이 인간의 유전자에 인지되어 있다. 식물과 동물의 세계는 밀접한 연관을 갖고 있다. 신체기관이 식물 추출물을 잘 흡수하고 우리 몸에 이로운 효과를 준다는 것은 동서양 의학에서 이미 확인된 결과다."

한의학은 황제내경, 상한론 이후 수천 년간 약용식물을 배합하여 병을 고쳤다. 플레밍의 항생제가 나온 이후 그 가치가 다소 평가절하되었지만 아직도 약용식물의 적절한 배합인 한약 처방은 많은 환자들에게 도움을 주고 있다.

우리는 감기에 걸리면 마황탕이나 갈근탕을 마신다. 이 처방은 소설 삼국지의 무대가 되는 시기에 살았던 의학자 장중경이 저술한 상한론에 언급된 처방이다. 그러니까 무려 2000년의 임상실험을 거친 처방인 것이다. 이제부터라도 고전 의학서에 있는 천연항생제 처방에 관심을 가져야 하지 않을까.

가열순환제 연고의 약리 작용

암 하면 바로 통증을 연상하듯이, 통증은 암 환자들이 가장 두려워하고 힘들어하는 증상이다. 통증 치료의 근간이 되는 약물 치료는 초기 환자라면 비마약성 진통제를 쓰지만 말기 환자에게는 마약성 진통제를 써야 조금 효과가 있다. 그러나 이것도 일시적이다. 곧 내성이 생겨서 점점 더 강력한 마약성 진통제를 써야 되는데, 이것마저 효과가 나타나지 않는다.

정말 통증을 이겨 내는 방법은 없을까.

어느 날, 목 디스크 환자들이 사용하는 커다란 보조 기구를 목에 착용한 50대 초반의 부인이 찾아왔다. 앉아 있는 게 힘들었는지, 기다리는 동안 소파에 누워 있었다.

부인은 유방암 3기라는 진단을 받았다. 여기저기 뼈로 전이된 상태였다. 병원에서는 수술 대신 항암 치료, 방사선 치료를 권했다. 하지만 부인의 생각은 달랐다. 연명 치료는 너절하게 죽는 길이라고 생각했다. 버틸 때까지 버티다가 죽는 게 낫다고 마음먹었다.

유방암은 생각보다 어려운 병에 속한다. 암세포가 가슴에만 있다면 가슴을 잘라 버리고 인공가슴을 만들면 된다. 하지만 대부분의 유방암은 림프선을 타고 여기저기 전이된다. 부인 역시 경추와 어깨, 겨드랑이에 침투한 상태였다. 특히 경추는 조금 아파도 죽을 맛이다. 부인은 진통제로 석 달을 버티다가 더 이상 참기 힘들어서 나를 찾아온 것이다.

나는 유방암 치료에 도움이 되는 지패산과 우귀음 처방을 하면서 가열순환제 연고를 바르고 상모돌리기처럼 목 운동을 하도록 권했다. 동행한 남편이 가열순환제 연고를 부인의 경추, 어깨, 겨드랑이에 발라주자, 잠시 후 찡그리던 부인의 얼굴이 펴졌다.

부인이 웃으면서 물었다.

"그동안 고단위 마약성 진통제로도 통증이 멎지 않았는데, 이 약은 뭐지요?"

"암 환자의 통증은 림프절의 면역세포가 제 기능을 하지 못해 생기는 병리 현상입니다. 이 연고를 바르면 림프절의 기능을 돕는 생화학적 반응이 일어나면서 통증이 완화되죠. 단순히 통증을 완화시키는 게 아니라 림프절을 강화시켜 암세포를 퇴치시키는 약리 작용을 합니다."

우리 몸에는 500~1500개의 림프절이 있다. 림프절은 면역세포가 모여 있는 곳이다. 한의학에서는 경혈經穴이라고 하는데, 대략 300여 개가 있다. 다시 말하면 림프절은 해부학적으로 보이는 것이고 경혈은 기가 순환하는 정거장 역할을 하는 기능상의 장소를 말한다. 림프절과 경혈은 대략 20~30퍼센트 정도 겹친다. 그리고 림프절은 목 주위에 60퍼센트, 허리 주위에 40퍼센트가 있다. 따라서 누구든지 목과 허리의 림프절만 잘 다루면 거의 모든 병을 이겨 낼 수 있다.

모든 길이 로마로 통하듯, 모든 병은 림프절로 통한다. 림프절이 제 기능을 발휘하면 모든 암이 없어진다는 것이 미국 스탠포드대학 연구팀의 견해이기도 하다.

대사증후군 환자에게 필요한 세 가지

"당뇨로 팔다리가 쉽게 저리고 힘이 쏙 빠져나가는 것 같아요. 감각이 없어요. 눈도 침침해지고….."

30대 초반의 이 박사는 스위스의 제약회사에서 근무하다가 휴직하고 국내에 들어오는 길이라고 했다. 유난히 팔과 다리, 허벅지가 가늘었다. 나를 보자마자, 저체중, 고혈압, 당뇨, 소화불량, 변비, 우울증, 구토, 아토피 따위의 질병을 늘어놓으면서 스스로 대사질환이라고 진단했다. 대사질환은 고혈압, 높은 혈당과 중성지방, 염증 수치, 인슐린 저항성, 그리고 낮은 HDL 콜레스테롤 수치 가운데 두 가지 이상이 있을 때를 말한다.

그녀가 근무하는 제약회사에서도 세계적인 대사증후군 약을 많이 생산하지만 정작 본인한테는 하나도 도움이 안 된다고 했다. 우리나라 사람들은 술을 많이 마신 다음 날에 콩나물국으로 숙취를 푸는데, 유럽인들은 치즈를 잔뜩 먹어 해소하므로 그들이 만든 약이 소용없다는 설명이었다.

진창미 숭늉과 추젓

대사증후군은 신장 치료가 우선이다.

나는 그녀에게 오령산에 구기자, 산사, 곡정초, 하고초를 추가하여 처방했다. 소화력이 약하기에 숭늉을 먼저 반 잔쯤 꼭꼭 씹어 먹은 뒤에 한약을 먹도록 했다. 이런 체질은 현미밥도 소화를 시키지 못한다. 밀가루도 해롭다. 백미는 더 해롭다. 묵은 쌀인 진창미로 만든 누룽지를 끓여 눌은밥을 먹고 이 누룽지를 태워 숭늉을 만들어 마신다. 우리 전통 시장이나 장날 시장에 가면 진창미로 만든 누룽지가 차고 넘친다.

반찬은 오래 묵은 고추장이나 된장, 간장을 구해서 식품 첨가제로 썼다. 고추장, 된장, 간장은 콩 단백질로 만든 발효식품이다. 단백질 분해효소가 많다. 위장에서는 단백질을 분해할 수 없고 췌장에서 생산한 인슐린이 위장으로 가서 단백질을 분해한다. 그래서 오래 묵은 간장이나 오래 묵은 고추장, 된장을 먹으면 거북한 위장이 편해진다. 췌장을 돕는 역할도 하고 인슐린 생성에도 간접적인 도움을 준다.

특히 그녀는 추젓이 입에 맞았다. 3~4년 묵은, 완전히 숙성한 천일염으로 담근 추젓을 좋아했다. 소금이 몸에 나쁘다는 것은 암염이나 정제염일 뿐, 우리나라에서 생산되는 천일염에는 미네랄이 잔뜩 들어 있다. 많이 먹어도 괜찮다. 간수를 뺀 묵은 천일염은 단맛이 강하다. 그리고 가을에 잡는 새우를 참새우라고 하는데, 덩치가 작고 귀해서 다른 새우들보다 비싸다. 이 참새우를 천일염으로 숙성시킨 것이 추젓이다.

그녀는 또 제철 과일이나 야채를 약간 익혀 먹었다. 껍질과 속은 뺐다. 물은 회사에서 파는 생수를 택했다. 수돗물은 염소로 살균된 물이라 생기가 죽은 물이다. 생기가 살아 있는 물은 끓여도 생기가 그대로 살아 있게 마련이다.

머리는 차갑게, 다리는 따뜻하게

중요한 것은 걸어야 한다는 점이다.

몸이 약한 그녀는 천천히 걸었다. 천천히 걷는다는 것은 일반인에 비해 머리를 많이 쓰는 직업의 환자에게 대단히 중요하다. 빨리 걷거나 뛰다 보면, 열이 위로 올라가 머리는 뜨겁고 하반신은 차게된다. 감기에 걸린 듯 두통이 생기고 코가 막히고 위가 개운치 않고 뭔가 막혀 있는 기분이 드는 것은 대부분 머리가 뜨거워진 데서 비롯된다. 천천히 걸으면 원활한 기운 순환이 이루어져 위가 차갑고 하반신이 따뜻해져서 한의학에서 말하는 두한족열頭寒足熱의 건강한 상태를 유지하게 된다.

그녀는 즐거운 마음으로 걸었다. 명품 구경 삼아 백화점을 한 바퀴 돌고 나면 한 시간이 걸렸다. 하루 두 차례씩 걸었다.

나는 팔 굽혀 펴기를 권했다. 한 번에 열 개씩 열 번을 하는 게 좋다고 했다. 처음에는 한 번에 하나도 못했는데, 한 달쯤 지나자 열 개씩 열 번을 할 수 있었다.

석 달 후, 대사증후군이 없어졌다. 팔다리도 굵어졌다. 자신감이 생겼다. 이때부터 그녀는 백화점을 구경하는 대신, 집 근처의 야산에 올라갔다. 북한산 백운대도 올라갔다. 그리고 마지막으로 설악산 대청봉에 오른 뒤, 회사에 복귀하기로 했다면서 나를 찾아왔다.

"마테호른에 걸어서 올라갈 거예요."

스위스로 돌아가면 제일 먼저 알프스산맥에 있는 해발 4478m의 마테호른을 등반하겠다는 이야기다.

대사증후군은 최근에 생긴 병이다. 1만여 년 전부터 농경 생활을 시작하면서 뼈 빠지게 일하고 움직이던 인체를 현대 문명이 거스르자 나타난 질환이다. 먼 옛날, 조상들이 했던 것처럼 걷고 움직이면 병은 저절로 사라진다.

맥주보다 숭늉이 낫다

대기업에서 고액 연봉을 받는 30대의 김 과장도 걸어서 대사증후군을 이겨 냈다. 평소 스트레스가 많고 과로, 폭음으로 힘들었지만 그저 춘곤증이려니 하고 무시했었는데, 직장의 건강검진에서 대사증후군이란 판정을 받았다. 혈압이 170/98mmHg, 혈당은 130mg/dℓ, 중성지방은 220mg/dℓ이었다.

대사증후군은 심혈관질환, 뇌혈관질환, 당뇨병을 일으키는 위험한 질환이다. 암이나 중풍, 치매 따위가 이 질환에 속한다.

그는 걸어서 출퇴근했다. 출장식 호흡을 하면서 걸었다. 출근길에 한 시간, 퇴근길에 한 시간씩 걸었다. 배낭에 검은색 숭늉을 담은 보온병을 넣고 수시로 숭늉을 마시면서 걸었다. 직장에서도 오직 숭늉만 마셨다. 의사가 권하는 1.5리터보다 훨씬 많이 마셨다. 숭늉은 몸속의 독소를 배출하면서 이뇨 작용을 활발하게 하기 때문에 자연히 많이 마실 수 있다.

미국 건국에 한몫을 한 벤저민 프랭클린은 아침에 눈을 뜨면 맥주를 마셨다. 하루 종일 마셨다. 자기 전에도 마셨고 자다가 일어나도 마셨다. 머리맡에 자리끼로 맥주를 둘 정도였다. 그가 85세까지 장수한 비결이기도 하다.

맥주는 살균된 물이다. 혈액 순환에 좋고 이뇨 작용을 촉진하여 많이 마실 수 있다. 독일인 노동자들도 맥주를 마시지만 하루 종일 마셔도 취하지 않는다. 수천 년간 몸이 적응한 탓이다. 유럽에서 수인성 전염병(콜레라)으로 많은 사람들이 죽었을 때, 맥주공장에서 일하는 사람에게는 아무런 일도 일어나지 않았다. 맥주가 면역력 역할을 한 것이다.

커피나 녹차도 맥주처럼 이뇨 효과가 큰 살균된 물이다. 지역에 따라, 체질에 따라, 커피나 녹차를 많이 마시는 게 건강과 장수의 토대가 될 수도 있다. 하지만 우리는 다르다. 맥주를 많이 마시면 취하고 커피를 많이 마시면 가슴이 뛰고 잠을 못 자는 사람이 많다. 그런 점에서 진한 숭늉이야말로 우리 몸에 가장 최적화된 건강과 장수의 지름길이다.

김 과장은 숭늉을 마시고 걸으면서 출장식 호흡을 한지 딱 두 달만에 대사증후군에서 해방되었다. 걷기와 출장식 호흡, 그리고 검은색 숭늉 마시기. 이 세 가지가 대사증후군을 없애는 가장 쉽고도 확실한 방법인 것이다.

만성폐쇄성 폐질환을 앓고 있다면

노인 건강의 첫걸음

'광산 속의 카나리아'라는 말이 있다. 보이지 않는 위험의 징후를 뜻하는 말이다. 카나리아라는 작은 새는 메탄과 일산화탄소 등에 매우 민감하여 이 가스에 노출되면 죽어 버린다. 그래서 19세기경 광부들이 탄광에 들어갈 때, 먼저 카나리아를 안에 들여보내서 유해가스가 있는지를 확인했다. 또 일할 때도 카나리아를 곁에 두었다. 만일 카나리아가 울음소리를 내다가 멈추면 유해가스가 생긴 것이라고 판단하여 곧바로 탄광을 빠져나왔다.

몇 해 전부터 미세먼지가 기승을 부리고 있다. 물론 탄광의 막장보다는 훨씬 덜 하지만 폐 기능이 약한 노인들에게는 치명적일 수밖에 없는 환경이 해마다 되풀이되고 있다.

일반적으로 60세가 되면 폐는 정상 기능의 70퍼센트만 가동하고 80세가 되면 50퍼센트 이하로 떨어진다. 산소는 고도가 1000m씩 높아질 때마다 10퍼센트씩 감소하므로 60세는 3000m 고지에서, 80세는 5000m 고지에서 사는 것과 같다. 따라서 70, 80대 노인들은 에베레스트 4000~5000m에서 겪는 고소 증세를 느낄 수 있다. 입맛이 없어지고 머리가 멍멍하고 팔다리에 힘이 빠진다. 산소 부족의 전형적인 현상이다. 죽을 수도 있다. 빨리 산소가 넉넉한 낮은 지대로 내려와야 한다.

청정한 공기를 마셔도 사는 게 힘든 노인들인데, 미세먼지로 꽉 찬 곳에서 살면 어찌될까. 2018년 한국인의 사망 원인은 암, 심장질환, 폐렴, 뇌혈관질환, 자살의 순이었다. 폐렴은 2014년 사망 원인 10위에 진입한 뒤로 순위가 조금씩 상승하더니, 노인 인구가 증가하면서 이제는 세 번째로 사망자가 많다.

금장옥례와 숭늉

폐는 세균이나 바이러스가 침투하여 감염이 잘되는 곳이다. 면역력이 약하면 만성폐쇄성 폐질환뿐만 아니라 감기, 독감, 비염, 폐렴, 기관지확장증 등이 모두 한 배를 탄다. 감기에 걸렸다가 폐렴으로 전이되고 심하면 온몸에 염증이 생기는 패혈증까지 찾아온다. 패혈증은 죽음 속으로 가는 KTX나 다름없다.

폐를 잘 다스리고 면역력을 높이려면 어떻게 해야 할까.

'금장옥례金漿玉醴'라는 말이 있다. 금장과 옥례는 신선의 약인 불로장생약을 가리킨다. 허준은 동의보감에서, 입 속의 침은 금장옥례라고 할 정도로 소중하다고 했다. 침을 땅에 뱉지 않는 습성을 지녀야 하며, 하루 종일 뱉지 않고 계속 삼키면 정기가 몸속에 보존

된다고 했다. 또 어떤 사람이 침 뱉기를 좋아하는 바람에 진액이 말라 몸이 마르고 허약해졌는데, 침 뱉기를 멈추고 다시 삼키기 시작한 뒤로는 몸에 윤기가 흐르게 되었다고 했다.

아침에 잠자리에서 일어났을 때 입 안에 고인 침을 옥샘玉泉이라 하는데, 이를 세 번에 나눠 삼키는 것 또한 양생기공의 기본이기도 하다. 결국 입 안의 세균이 질병의 원인 중 하나라는 게 현대의학계의 통설이지만 이 세균을 잘 다스리는 게 양생의 지혜라는 선조들의 가르침인 것이다.

입에 침이 없으면 이빨이 썩고 잇몸이 망가진다. 면역력도 약해진다. 치과 의사는 치료하면서 침이 잘 나오지 않은 환자에게 더 신경을 쓴다. 침샘암 환자나 목 근처에 생긴 암을 치료하는 환자는 침이 나오지 않아서 애를 먹는다. 특히 침샘암 환자는 항암 치료를 받아 잇몸이 상하고 이가 상하는 경우가 많다. 때로는 임플란트까지 빠지는 사람도 있다.

어떻게 해야 할까.

누룽지를 새까맣게 태워 뜨거운 물로 커피 거르듯 내리면 검은색의 진한 숭늉이 만들어진다. 아침에 일어나 양치질을 하기 전에 이 진한 숭늉으로 입 안을 헹구고 세 번에 나눠서 삼키면 침과 숭늉이 혼합되어 최고의 금장옥례가 된다. 식후에도 먼저 숭늉으로 입 안을 헹구고 삼킨 다음에 양치질을 하는 게 좋다.

미세먼지에 대처하려면 물을 자주 마시는 게 좋다고 한다. 신장을 통해 독소를 내보내는 예방법의 하나다. 그런데 물은 생각처럼 많이 마실 수가 없다. 필터인 신장이 걸러 주는 것보다 더 많은 양을 먹을 수 없기 때문이다. 신장이 채 거르지 못하면 몸이 붓고 만다. 하지만 진한 숭늉은 해독 작용과 이뇨 작용이 커서 물보다 많이 마실 수 있다.

이제라도 커피색의 진한 숭늉을 자주 마셔 나쁜 공기로 탁해진 혈액을 청소하자. 숭늉으로 혈액 속의 독소를 소변으로 배출하는 게 미세먼지에 대처하는 가장 쉽고도 확실한 방법이다. 특히 항암 치료를 받는 사람은 평소보다 많은 양의 숭늉을 마시는 게 좋다. 방광을 통해 항암 치료로 생긴 독소를 배출해야만 부작용이 줄어들기 때문이다.

숭늉과 함께 오령산을 마시는 것도 좋다. 나를 찾아온 환자들 역시 항암 치료를 받으면서 오령산을 마시고 빠른 회복세를 보였다. 오령산은 물보다 열 배 이상으로 항암제 독소를 배출하면서 신장 기능을 돕는다. 오령산에 옥촉서玉蜀黍, 산사, 백모근을 넣으면 훨씬 더 좋다. 항암제 부작용도 이겨 내는데 나쁜 공기에 대처하는 것쯤은 별 것 아니다.

그리고 약초도 되고 음식도 되는 신이, 백합, 유백피, 오미자, 맥문동, 천문동, 금은화, 포공영, 곤드레(고려엉겅퀴), 도라지나물 따위로 지은 나물밥이나 반찬을 먹거나 음료수로 만들어 마셔도 좋다. 출장식 호흡을 하면서 팔 굽혀 펴기를 하면 심장, 폐 기능도 강화된다. 공기 나쁜 날, 걸어 다니는 것보다는 팔 굽혀 펴기가 훨씬 낫다.

발끝 치기와 출장식 호흡

10여 년째 감기, 몸살, 기침, 가래로 고생하고 기관지천식으로 병원 응급실에 실려 간 적이 부지기수였다는 70대 초반의 김 화백이

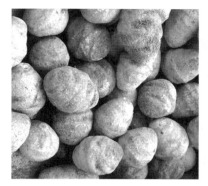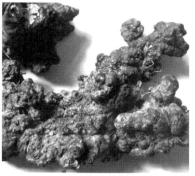

오령산의 주 약재인 택사의 뿌리줄기(왼쪽)와 오리나무, 참나무류의 뿌리에 서생하는 균식물 저령(오른쪽).

찾아왔다. 어디를 가더라도 항상 119구급대가 와서 병원에 빨리 갈 수 있는 장소에서 지낸다는 김 화백이다.

그의 병명은 만성폐쇄성 폐질환COPD이다. 비가역성非可逆性 질병인 만성폐쇄성 폐질환은 아주 흔한 병이다. 비가역성이란 한번 망가지면 절대로 원상 복귀가 안 된다는 뜻이다. 폐는 한번 나빠지면 재생이 불가능하다. 결국 만성폐쇄성 폐질환은 불치병인 셈이다.

노인이 되면 폐 기능이 떨어져 기침과 가래가 잦아지고 호흡 곤란이 온다. 상태가 나빠지면 고통 속에 죽음에 이른다. 암이나 간경변, 신부전증 따위의 만성질환을 앓고 있는 사람들도 그 병으로 죽는 것보다 호흡 곤란으로 죽는 경우가 많다. 2017년 국민건강영양조사에 따르면, 40세 이상 성인의 13.3퍼센트가 이 병을 앓고 있다. 인구의 고령화, 약물의 남용, 대기오염 등 인자가 늘어남에 따라 만성폐쇄성 환자는 점점 늘어나고 있다.

김 화백은 작품이 상당히 비싸게 팔리는 유명 화가다. 치료하러 전 세계에서 유명한 병원이나 중국의 명의를 찾아다니고 민간요법을 다 받아 봤지만 모두 무용지물이었다.

과연 치료 방법은 없는 것일까.

먼저 아침에 잠자리에서 눈을 뜨자마자 똑바로 누워 발끝 치기를 천 번쯤 하면 코가 열리는 느낌을 받는다. 2천 번을 하면 코가 뻥 뚫린다.

다음으로 앉아서 출장식 호흡을 한다. 허리를 곧게 수직으로 세우고 편안히 앉는다. 반가부좌나 결가부좌를 하면 좋지만 그냥 편안히 앉아서 해도 된다. 위파사나 호흡을 위주로 한 출장식 호흡을 하되, 세 번 내쉬고 두 번 들이마신다. 들숨이나 날숨이나 코로 한다. 숙달되면 네 번 내쉬고 두 번 들이마신다. 처음에는 10분 정도 하다가 20~30분으로 점차 시간을 늘린다. 날숨이 원만하면 들숨은 자연스럽게 된다. 날숨을 통해 불순물인 이산화탄소를 내보내고 에너지원인 산소를 몸속으로 받아들인다.

영감님, 혹시 돌아가셨나 해서요?

차는 몸을 따뜻하게 하는 계피생강차를 마신다.

계피 30g, 생강 15g에 물 2되를 붓고 한 시간가량 끓인다. 저녁에 끓여 하룻밤 지나서 다음날 마시면 더 좋다. 아침에 일어나서 한 잔, 식사 전에 한 잔씩 따뜻하게 데워 마신다. 한 번 마시는 양은 100cc가 좋다. 양파를 추가해도 좋다. 계피, 생강에 껍질째로 양파 2개, 흰 부분을 포함한 파뿌리 2개를 넣고 물 3000cc를 부어 30분 정도 끓여서 수시로 마시면 된다. 귤이 있으면 2개를 반으로 잘라 통째로 넣는다. 양파는 4등분을 한다. 기관지가 약한 사람이라면 배나 배즙을 추가해도 좋다.

이렇게 만든 차는 면역세포의 집합소인 림프절을 강화시켜 주는 아주 훌륭한 천연항생제 식품이 된다. 피를 맑게 함으로써 중풍, 당뇨, 고혈압, 신장에도 큰 도움을 준다.

이상이 만성폐쇄성 폐질환에 대처하는 일반적인 처방이지만 김 화백은 이것만으로는 부족했다. 몇 가지가 더 보태져야 한다.

먼저 누룽지를 까맣게 태운 뒤, 뜨거운 물로 커피 내리듯 내려서 나오는 검은색 숭늉을 끼니때마다 마셨다. 그리고 이 숭늉으로 자주 입 안을 헹구고 마셨다. 손을 잘 씻듯이 입 안도 자주 헹구는 게 건강에 좋다.

또 허브로 만든 가열순환제를 식사 전에 계피생강차와 함께 마시고 하루 두 차례, 즉 취침 전과 아침 운동 후에 가열순환제 추출액을 날갯죽지 사이의 척추 근처에 바르고 랩을 씌웠다. 폐유肺兪를 중심으로 발랐는데, 폐유는 폐의 등 쪽에 대응하는 경혈이다.

코가 답답하고 목이 아프고 기침이 나면 허브 추출액을 콧구멍에 바르거나 목 림프절 부근에 바르면 증세가 사라진다. 실제로 먹는 것보다 바르는 게 효율이 높다. 먹는 약은 위를 통과하고 대장, 소장을 지나면서 손실이 크기 때문이다.

김 화백은 햇볕을 쬐면서 한 시간씩 출장식 호흡을 하고 천천히 걸었다. 발끝 치기, 출장식 호흡, 허브 차 마시기와 바르기를 끈기 있게 실천한 일 년 동안, 그는 한 번도 119구급차를 탈 기회가 없었다. 단골 구급대에서 잘 아는 소방대원이 연락할 정도였다.

"영감님, 혹시 돌아가셨나 해서요?"

3

생각을 바꾸면 몸이 바뀐다

병은 과학만으로 치료되지 않는다

어느 날, 무척 낯익은 얼굴이 찾아왔다. 고등학교 동창이었다. 학창 시절, 가깝게 지냈지만 졸업하고 각자 제 갈 길을 가느라 소식이 끊겼다가 거의 50여 년 만에 만난 친구였다. 간경화로 복수가 차고 온몸이 피부염으로 얼룩송아지처럼 되어 찾아왔다. 한 번도 속내를 털어놓지 않았기에 몰랐던 그의 어린 시절은 듣기에도 벅찼다. 기구하고 눈물겨운 삶이었다.

분노만 키운 어린 시절

그는 강원도 고성에서 태어났다. 모친은 정신대에 끌려가지 않으려고 열다섯 살에 결혼했는데, 결혼하고 두 해 지나서 그가 태어났다. 그러니까 모친과 열여섯 살 차이가 난다.

이듬해 광복이 되고 소련 점령지가 되자, 일본군 순사 노릇을 했던 부친은 목숨을 건지려고 혼자 남쪽으로 내려갔다. 생활 능력이 없던 모친은 혼자 살 수 없어서 열여덟 살 되던 해에 서른다섯 살 먹은 홀아비에게 시집을 갔다. 그리고 딸 둘을 낳았다.

6·25가 터지고 휴전이 되자, 고성은 남한 땅이 되었다. 공산당원이었던 남편은 어린 아내와 세 아이를 남겨 두고 북으로 갔다. "곧 통일이 될 테니 조금만 기다려!"가 남편의 마지막 말이었다. 다시 먹고 살기 힘들어진 모친은 늙은 남자의 첩으로 들어갔다. 하지만 불과 5년 만에 다시 과부 신세가 되고 말았다. 어부였던 남편이 먼 바다로 고기 잡으러 나갔다가 풍랑을 만나 죽은 것이다. 그 사이에 모친은 아이 둘을 더 낳았다.

또다시 과부가 된 모친은 네 번째로 새 남자와 살림을 차렸다. 그리고 2년 터울로 아이 둘을 더 낳았다. 결국 모친은 나이 서른다섯에 다섯 명의 남자와 살아오면서 아이 일곱을 낳은 것이다. 작은 몸매에 곱상한 얼굴의 모친은 남자한테 인기가 많았고 애도 쑥쑥 잘 낳았다. 주위에서 수군거렸다.

"저 작은 몸에서 애는 잘 뽑네."

"참새가 덩치는 조만해도 독수리보다 알을 잘 낳잖아."

"남자 없으면 잠이 안 온대."

그런데 동거하는 남자는 술주정꾼에다가 노름꾼이었다. 모친이 속초 시장에서 장사하여 힘들게 번 돈을 투전판에서 날려 버리기 일쑤였다. 술에 취하면 모친에게 주먹질도 서슴지 않았다.

그는 열세 살 되던 해에 고향을 떠났다. 어린 나이에도 아버지가 계속 바뀌고 배다른 동생들이 잇달아 생기는 게 창피했다. 모든 게 미웠다. 새 아버지도, 동생들도, 그리고 모친마저 증오의 대상이었다. 친구들이 흉볼까 봐 늘 외톨이로 지내다가 무작정 집을 떠나 서울로 올라간 것이다.

종로에서 구두닦이를 하면서 야간학교에 다녔다. 틈틈이 안국동의 청도관에서 태권도를 수련했다. 야간중학교를 마치고 나와 만난 야간고등학교에 다닐 즈음에는 구두닦이 터전이 어느 정도 자리가 잡혔다. 주먹세계에서도 남에게 뒤지지 않을 만큼 강해졌다. 하지만 가족과는 아무런 연락을 주고받지 않았다.

어느 날, 우연찮게 고향 소식을 들었다. 모친이 동거하는 남자로부터 끊임없이 괴롭힘을 당하고 있는데, 그 정도가 점점 심해지고 있다는 소식이었다. 이튿날, 그는 속초로 가서 그 남자를 반쯤 죽을 정도로 팼다. 그리고 모친에게는 더 이상 그 남자와 살지 않겠다는 다짐을 받은 뒤, 동생들을 만나지도 않은 채 서울로 돌아왔다.

왜 병이 생겼는지 생각해 봤니?

몇 해 전부터 피부가 가려웠다. 무시하고 그냥 지냈다. 어느 날, 옆구리가 견딜 수 없을 만큼 몹시 아팠다. 병원을 찾았더니, 간경화 말기라는 진단과 함께 간이식 수술도 힘든 상태라고 했다. 순간, 어린 시절부터 끓어올랐던 분노와 증오심이 한꺼번에 폭발했다.

"야! 이렇게 큰 병원에서, 대한민국에서 첫째간다는 병원에서 이 병도 못 고쳐!"

의사의 멱살을 잡았다가 경비원에게 떼밀려 병원에서 쫓겨났다. 나를 찾아와서도 첫마디부터 억울하고 화가 치민다는 말뿐이었다. 술, 담배를 안 하고 커피도 안 마시는데…. 남들은 날마다 술 먹고 줄담배 피우는데도 간이 멀쩡한데…. 그러면서 볼멘소리로 몇 년

만 더 살았으면 좋겠다고 웅얼거렸다.

"왜 병이 생겼는지, 생각해 본 적 있어?"

그는 눈만 껌뻑거리고 대답을 못했다.

그의 병은 근본적으로 증오에서 시작되었다. 수십 년 만에 만난 그의 얼굴에도 증오심이 가득했다.

그는 태어날 때부터 부모와 세상을 증오하면서 자랐다. 증오를 화두로 삼아 체력을 단련시켰고 나름대로 사업을 키웠다. 결혼하고 자식 셋을 두었지만 부인이나 자식들에게조차 마음을 열지 않았다. 증오와 독기 어린 남편의 눈빛을 보며 30여 년을 함께 살았던 부인은 5년 전에 암으로 세상을 떠났다. 부인이 살았을 때에도 따뜻한 말 한마디를 해 준 기억조차 없었다. 한마디로 그의 삶을 지탱해 온 핵심 키워드는 바로 증오였던 것이다.

병은 왜 생기는가. 몸속에 쌓인 독소를 간이 해독하고 신장이 배설하는 등 면역력이 감당하지 못할 때에 나타난다. 그리고 독소는 공기나 물, 식품 등 코와 입으로 들어오는 것뿐만 아니라 생각이나 마음으로도 생긴다.

마음이란 무엇인가. 마음은 자신이 살아오면서 생각한 것, 체험한 것, 읽은 것, 본 것 등을 재료로 해서 자기 식으로 만든 것이다. 내 마음은 내 식으로, 남의 마음은 그 사람 식으로 만들어진다. 그리고 내 마음과 남의 마음은 당연히 부딪치고 다투게 마련이다. 그 결과가 낳은 쓸데없는 탐욕, 오만, 자만심, 집착, 이기심, 증오, 스트레스 등 모든 것들이 독소를 만들어 내고 몸에 누적시키는 주범인 것이다. 그도 예외는 아니다. 수십 년간 분노와 증오로 응어리진 마음이 간경화란 병을 만든 것이다.

50년 만에 흘린 눈물

병은 과학만으로 치료가 되지 않는다. 마음, 정신, 감성, 영혼이 함께 움직여야 한다. 나는 그에게 몇 년만이라도 더 살고 싶다면 증오심을 버리고 사랑으로 채우는 게 좋겠다고 권했다. 병에 걸렸다는 억울함이나 분노의 감정부터 먼저 내버려야 한다고 했다.

사실 누군가를 적극적으로 미워하고 증오한다는 것은 대단히 괴로운 짓이다. 겉으로는 강한 체 하지만 실제로는 약한 자신을 위장하는 비겁한 짓이다. 더욱이 평생 남을 미워하고 사랑을 해 보지 않은 사람은 사랑이 뭔지도 알기 힘들다. 특히 알량하게 성공을 한 사람들은 벽창호보다 더 고집 세어 남의 말을 잘 듣지 않는다. 교만 덩어리가 되고 만다.

며칠을 고민하던 그는 마침내 생각을 바꾸고 마음을 바꿨다. 지금까지 편협하고 획일적인 사고에 갇혀 지내게 만든 증오심을 버렸다. 곰곰이 생각해 보니, 그동안 의욕, 투지, 신념이라고 믿고 있었던 것들이 실상은 교만과 무지, 자만심, 탐욕이었고 그 밑바닥에는 증오심이 도사리고 있었던 것이다.

모친을 찾아갔다. 여든을 넘긴 나이에도 속초 시장의 작은 좌판에서 닭발을 팔고 있는 모습이 안쓰러웠다. 10여 년 만에 모친의 얼굴을 보자, 못된 남자들과 살 수밖에 없었던 모친의 기구한 팔자가 떠오르고 서럽게 느껴졌다.

모친이 말했다.

"이 어미는 밤마다 그냥 자다가 죽었으면 했단다. 그러다가 정신이 번쩍 들어 마음을 고쳐먹곤 했지. 내가 죽으면 애들은 어찌될까…. 자식들을 위해 죽어야지, 내 신세 때문에 죽으면 안 된다고 다짐하곤 했단다."

지금까지 한 번도 울지 않았던 그는 펑펑 눈물을 쏟아 냈다. 모친의 진심을 외면한 채 살아온 자신이 한없이 미웠다. 증오해야 할 대상은 바로 자신이었다는 것을 깨달았다. 눈물로 모친에게 진심 어린 용서를 구했다.

그는 여태까지 살아오면서 남 앞에서 눈물을 보인 적이 한 번도 없었다. 어린 시절, 종로 뒷골목에서 남한테 얻어맞아도 울지 않고 다음날 상대와 맞섰다. 상대에게 또 실컷 얻어맞으면 그 다음날 다시 맞섰다. 똑같은 일이 반복되자, 지친 상대는 먼저 무릎을 꿇고 '내가 잘못했으니 그만 하자'고 사정을 했다. 때린 놈이 맞은 놈에게 용서를 빈 것이다.

사랑과 미움의 차이

늙은 그와 훨씬 더 늙은 모친은 지난날을 회상하면서 울다가 웃다가 이야기꽃을 피우며 며칠을 함께 보냈다. 그는 비로소 모친이 기구한 운명을 이겨 낸 위대한 여인이라는 사실을 깨달았다.

배다른 동생들을 찾아다녔다. 하나같이 생활이 어렵고 궁핍한 처지였다. 조카들도 넉넉지 않은 생활에 찌들어 있었다. 그는 모든 재산을 동생들과 조카들에게 나눠줬다. 그러면서 눈물로 지난날을 속죄하며 용서를 구했다.

모친을 만났을 때부터 그가 먹은 것은 내 권유대로 숭늉뿐이었다. 그런데 먹은 것도 없는데 기운이 더 나고 복수로 불룩했던 배가 반쯤 들어갔다. 임신 8개월의 배가 임신 4개월의 배로 변한 것이다. 동생들과 조카들을 찾아다니느라 바빴던 몇 달이 지나자, 부풀었던 배는 거의 정상으로 돌아왔다. 동생들과 조카들을 도우면서 처음으로 남을 돕는 즐거움을 알았는데, 건강까지 회복한 것이다. 숭늉 외에 식이요법과 신장 기능을 돕는 피토테라피 처방을 곁들이자, 가려움증도 없어졌다.

그가 되물었다.

"왜, 어머니와 동생, 조카들을 도와주니 기분이 좋고 몸도 좋아질까?"

"당연한 일 아니냐. 집에서 기르는 화초도 사랑을 듬뿍 주면 잘 자라고 내 기분도 좋아지잖아."

누군가를 사랑하면 같은 크기의 사랑을 받고 누군가를 미워하면 그만큼 미움을 받는다. 그는 세상을 증오했으니 세상이 그를 증오할 수밖에 없었고 그 증오심이 병을 만든 것이었다. 그리고 병의 원인이 사라지고 나니 병 또한 당연히 사라진 것이다.

턱관절 통증에서 배운 인생 수업

먹방 프로그램과 턱관절 장애

요즘 TV를 틀면 빠짐없이 나오는 프로그램의 하나가 먹방이다. 음식을 맛깔스럽게 먹는 모습을 보여 주는 이 프로그램은 입소문을 타더니, 2016년 미국 CNN방송에서 'Mukbang'이란 단어를 소개하면서 세계적인 관심을 끌기 시작했다. 먹방을 보고 한국 맛집 여행을 오는 외국인 관광객이 생겨났을 정도다. 새로운 한류 콘텐츠로 자리매김한 것이다.

그런데 턱을 크게 벌려 한꺼번에 많은 음식을 입에 넣고 빨리 씹다 보면 턱에 무리가 와서 턱관절 장애로 고생하게 된다. 국내의 턱관절 장애환자는 2010년 24만여 명이었지만 2018년에는 40여만 명에 달할 만큼 급증했다. 10, 20대 환자가 거의 절반이다. 대부분 이를 갈거나 악물거나 한쪽으로만 음식을 씹는다든지, 턱을 괴고 자는 습관 등 어렸을 때의 잘못된 습관에서 비롯된다.

하지만 스트레스와 긴장 때문에 생기는 경우도 많다. 스트레스를 받거나 긴장하면 안면 근육이 수축되어 턱관절을 움직이는 주변 근육에 과도한 힘이 들어가기 때문이다. 턱에는 두개골, 척추와 연결된 수많은 혈관과 신경이 있기 때문에 스트레스나 피로에 쉽게 자극을 받는다.

턱관절 장애는 원인이 어디에 있건 간에 현대의학이 맥을 못 추는 분야의 하나다. 통증뿐만 아니라 목이나 어깨 뼈근함, 잦은 두통 혹은 편두통, 만성피로, 이명, 집중력 저하, 안면비대칭 등의 증상도 흔하게 동반한다. 진통제도 소용없다. 그곳을 지나가는 혈관과 신경이 워낙 많은 탓이다. 또 턱이 아프면 목도 아프다. 턱관절이 목과 어깨 등 136개, 68쌍의 근육, 그리고 4개의 경동맥과 연결되어 있기 때문이다. 그래서 턱관절 장애는 목 디스크, 견비통, 회전근개 통증, 삼차신경통, 구안와사, 파킨스증후군, 뇌경색처럼 목 림프절과 연관된 질환의 하나다.

턱관절 장애를 치료하려면 목 림프절과 경동맥을 정상적으로 작동시키는 게 첫째다. 다음으로 신장 기능을 살려 깨끗한 피를 만들어 내야 한다. 목 혈관이 깨끗해야 뇌혈관이 깨끗하고 뇌혈관이 깨끗해야 목 위의 질병이 사라진다.

술 마시다 죽는 게 소원이었는데

턱관절 통증을 견디려고 술을 계속 마시다가 암까지 걸려 자연인처럼 살았던 50대 후반의 남자가 있다. 중소기업을 경영하는 그는 20년 가까이 밤낮으로 고생해서 번 돈을 하루아침에 날려버렸다.

친한 친구의 부탁으로 보증을 섰다가 친구가 도망가는 바람에 날벼락을 맞은 것이다. 게다가 불경기를 맞아 회사 운영은 점점 더 어려워져 파산 직전이었다.

어느 날, 밥을 먹다가 턱이 아프면서 딱딱 하는 소리가 났다. 심하게 아팠다. 진통제를 먹었지만 소용없었다. 관자놀이부터 볼 쪽이 찌릿하고 아팠다. 한동안 참고 견디다가 치과에 갔다. 턱관절 장애가 왔었는데, 그냥 놔둔 바람에 삼차신경통까지 겹쳤다는 진단이다. 의사는 신경을 차단하는 게 좋겠다고 했지만 그냥 진통제 처방만 받았다. 하지만 진통제로는 턱도 없었다.

술을 마셨다. 통증을 잊으려고 계속 마셨다. 소변에서 피가 잔뜩 나왔다. 깜짝 놀라서 찾아간 병원에서는 신장암 말기라는 진단과 함께 수술이나 치료가 불가능하다고 했다.

3개월 시한부 인생이라는 판정을 받고 나니, 죽을 일만 남았다는 생각밖에 들지 않았다. 빚 독촉에 시달리던 아내는 일 년 전에 가출했고 평소 속만 썩이던 자식들 또한 뿔뿔이 흩어져 연락이 되지도 않았다. 경매 절차에 들어간 집에는 빚쟁이들이 매일 떼로 몰려들었다. 아무리 생각해도 빠져 나갈 구멍이 없었다.

그의 마지막 소원은 술을 계속 먹다가 죽는 것이었다. 친구가 살고 있는 강원도 산골로 내려갔다. 이곳에서도 매일 마시다 보니, 마당에는 소주병들이 산더미처럼 쌓였다.

하루는 혼자 마을 뒷산을 오르다가 칡넝쿨이 나무를 뒤얽고 있는 게 눈에 띄었다. 가까이 다가가자, 붉은 빛이 도는 자주색의 칡꽃 향기가 찐하고 그윽했다. 순간, 숙취 해소에 칡꽃과 칡뿌리가 좋다는 말을 들은 기억이 떠올랐다. 숙취 해소에 좋으면 간에 좋다는 이

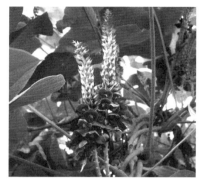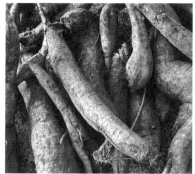

콩과의 덩굴성 식물인 칡의 꽃(왼쪽)과 뿌리(오른쪽)는 숙취 해소와 간 기능 보호 및 혈액 순환에 탁월하다.

야기고 간에 좋으면 신장이 좋아지는데 분명 도움이 될 거라고 생각했다.

　그의 생각은 옳았다. 동의보감에 나오는 갈화해성탕은 술을 너무 많이 마셔서 간이 망가진 사람들이 먹는 처방이다. 칡꽃을 주성분으로 하여 청피, 목향, 백두구, 사인, 인삼, 저령, 진피, 택사, 신곡 등이 들어간다. 서양 의학에서도 1950년대부터 칡뿌리에서 추출한 성분을 심혈관질환, 뇌혈관질환, 당뇨병 치료에 이용했다. 혈액을 깨끗하게 만드는데 썼던 것이다.

칡과 개똥쑥, 물옥잠 잎 넣은 북엇국

　그는 이튿날부터 자루를 짊어진 채 하루 종일 산을 돌아다니며 칡꽃을 땄다. 뜨거운 물로 우려내서 차로 만들어 마시다가 끓여 먹고 즙을 내서 먹고 남은 것은 그늘진 곳에서 말렸다. 칡뿌리도 캤다. 잘 걷지도 못하는데 칡뿌리를 캐려고 산기슭을 오르내리려니 이만저만 힘든 게 아니었다. 하지만 보름쯤 지나자 오래 다녀도 힘들지 않았다.

칡꽃과 칡뿌리는 그에게 주식이었다. 칡뿌리는 이웃 할머니의 도움을 받아 갈분떡을 만들어 먹거나 삶아 먹었다. 칡에는 암칡과 수칡이 있는데, 암칡은 살이 통통하게 붙은 모양이 무나 방망이 같고 수분과 전분이 많다. 반면에 수분과 전분이 별로 없는 수칡은 나무 막대기 모양이다. 암칡 뿌리를 갈아 만든 녹말가루로 빚은 떡이 갈분떡이다. 예전에는 구황식물 가운데서도 가장 훌륭한 먹거리의 하나였다.

이웃집 할머니는 개똥쑥도 간에 좋다고 했다. 개똥쑥은 국화과의 한해살이풀이다. 하지만 막상 캐려고 하니 어떤 게 일반 쑥이고 개똥쑥인지를 구별하기 어려웠다. 개똥쑥은 쑥 냄새가 나지 않고 박하 냄새 비슷한 허브 향이 난다는 구별법을 알고부터는 칡뿌리를 캐면서 눈에 띄는 대로 개똥쑥도 뜯었다. 잘 말려서 차로 다려 먹고 즙을 내서 먹었다.

하루는 이웃 할머니가 집 근처에 있는 작은 연못에서 수초 잎을 따는 모습이 보였다. 물옥잠 잎이었다.

한해살이풀인 개똥쑥(왼쪽)과 물옥잠(오른쪽)은 뿌리를 제외한 전초를 '청호' '우구'라 하여 한약재로 사용한다.

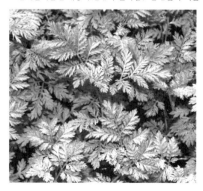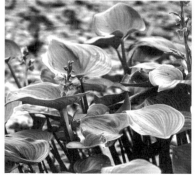

"할머니, 그 잎으로 뭐 하게요?"

"이걸 넣고 고기를 삶으면 고기 맛이 아주 좋아. 연해지고 잡내가 없어져."

잡내가 없어진다는 말을 듣자, 퍼뜩 떠오르는 게 있었다. 더러운 것을 깨끗하게 만든다면 사람의 혈액도 깨끗하게 만들지 않을까.

할머니는 북엇국에 넣고 끓여 먹으면 좋을 거라고 했다. 한방에서는 물옥잠 잎과 줄기를 말린 것을 '우구'라고 하여 열을 내리고 독을 제거하고 천식, 부스럼 등에 쓴다. 그리고 북엇국은 알코올 해독에 도움을 준다. 예전에는 연탄가스에 중독되면 북엇국을 먹었다. 방약합편에는 북어가 각종 풍병(간질환)을 치료하고 몸이 허했을 때와 피로할 때 좋다고 적혀 있다.

그는 수시로 북엇국에 옥잠화 잎을 넣고 끓여 먹었다. 속이 뻥 뚫리며 시원했다. 전에는 오물로 꽉 찬 자루처럼 불편했던 뱃속이 편안해졌다. 음식을 먹으면 모래알 씹듯 했었는데, 이제는 음식의 제맛을 느낄 수 있었다.

어느 날, 문득 생각해 보니 칡꽃을 따고 칡뿌리를 캐고 개똥쑥을 뜯는 동안에 술 생각이 전혀 나지 않았다는 걸 알았다. 그렇게 마셔대던 술을 한 방울도 입에 대지 않았던 것이다. 턱관절 통증이나 삼차신경통을 앓고 있었다는 사실도 까맣게 잊고 살았다.

팔자타령이나 일삼았으니…

계절이 바뀌면서 칡꽃 대신 칡뿌리를 캐고 시들해진 물옥잠 잎 대신 그 줄기와 뿌리를 캐서 먹었다. 반년이 지났다. 그동안 먹은 거라곤 칡꽃과 개똥쑥으로 만든 차, 갈분떡, 물옥잠 잎과 북엇국이 대부분이었다. 다소 질리긴 했지만 죽기 살기로 먹었다.

첫눈이 내리는 날, 소변을 보다가 소스라치게 놀랐다. 계곡물처럼 깨끗하고 폭포처럼 힘차게 뿜어 나왔다. 건강을 되찾은 것이다.

'이젠 살았구나.'

뜨거운 눈물이 절로 흘러나왔다. 살아야겠다는 마음이 솟구쳤다. 새삼 험하게 살아온 지난 세월이 주마등처럼 스쳐 지나갔다. 초등학생 때 자궁암으로 돌아가신 엄마, 아내를 떠나보내고 불과 석 달 만에 새 여자와 살림을 차린 아버지가 미워서 외할머니와 함께 살았던 어린 시절이 떠올랐다. 학교보다는 길거리에서 못된 짓을 일삼으며 방황했던 청소년 시절, 그리고 별의별 직업을 거치면서 악착같이 돈을 벌었던 사회생활의 고달픔도 생각났다.

되돌아보니, 정말 세상을 힘들고 고통스럽고 어렵게 살아왔는데, 암에 걸렸다고 팔자타령이나 하면서 술 먹다가 무작정 죽기로 작정했던 자신이 더할 나위 없이 못난이였다. 어쩌면 그동안 살면서 일삼았던 못된 짓이 자신의 몸에 암세포를 만든 것이 아닐까 하는 생각도 들었다. 이제부터라도 올바르게 마음먹고 악착같이 살아야겠다는 다짐을 하고 또 했다.

그렇다. 팔자는 하늘이 주는 것이 아니다. DNA에 있는 것도 아니다. 각자 자기의 갈라파고스에 만족하고 적응하면서 사는 게 팔자다. 환경에 맞게 스스로 만드는 것이다. 삶 또한 어려움을 견디면서 살아 내는 것이다. 아무리 죽을병에 걸려도 살아야겠다는 믿음과 이를 실천하는 용기, 그리고 바른 마음을 갖고 견디면서 살면 하늘이 두 쪽 나도 회복될 수 있다.

미스코리아 출신 부인의 우울증 견뎌 내기

공자가 즐겨 먹은 생강

"참선을 하고 삼천배를 하고 아무리 걸어도 가슴 답답한 게 풀리지 않아요."

평소 우울증에 시달린다는 50대 중반 여인의 하소연이다.

"참선이나 삼천배나 걷는 게 만병통치가 아닙니다. 백화점에서 예쁜 옷을 구경하고 친구들과 수다 떨고, 같이 밥 한 그릇을 먹는 게 더 도움이 될 수도 있어요."

부인은 내가 처방한 귀비탕을 몇 달째 복용해 왔다. 고질적인 불면증이나 신경쇠약 등에 많이 활용되는 귀비탕은 특히 여성의 우울증이나 소심한 성격의 속병에 효과적인 처방이다. 그런데 아무리 먹어도 소용없다는 이야기다.

"사람마다 달라요. 귀비탕을 복용하면서 음료수 대신 생강대추차나 계피생강대추차를 드세요."

얼마 후, 다시 연락이 왔다.

"별 효과가 없는데요?"

"계피는 클레오파트라가 화장품과 음료수로 쓴 귀한 약초예요. 예수님이 태어났을 때, 사람들이 갖고 온 게 두 가지였어요. 당시 최고의 약재였지요."

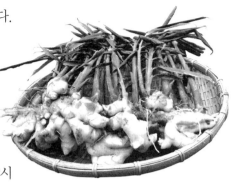

스트레스를 없애 주는 향신료이자 음식인 생강.

"그게 뭐예요?"

"계피와 감송향이요. 계피는 계수나무 껍질이고 감송향은 중동 지방에서 자라는 나무껍질이에요. 대추와 생강도 좋아요. 대추는 신경을 안정시키는 과일이고 약초예요. 생강은 스트레스를 없애는 향신료이자 음식이지요."

"생강이 스트레스를 없앤다고요?"

미국 국립암연구소는 항암식품 1위로 생강을 꼽았다. 서울대 노화연구소는 면역력을 높이는 식품 2위로 생강을 추천했다. 그리고

중국의 구이저우, 쓰촨 등지에서 자라는 감송향. 향기 난다는 이름처럼 뿌리줄기와 뿌리의 맛이 달다.

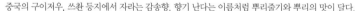

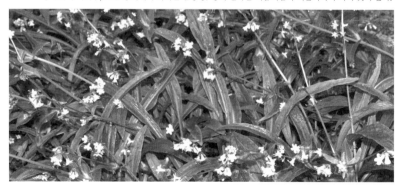

공자의 장수 비결은 '불철강식 부다식不撤薑食 不多食'이었다. 식사할 때마다 생강을 가려내지 않고 늘 곁들여 먹되, 많이 먹지 않는다는 뜻이다.

"여러 나라를 돌아다니면서 왕들을 설득하려니 얼마나 속이 탔겠어요. 그런데 생강을 먹으면 답답한 속이 풀리고 기운 났대요."

공자는 생강을 익히지 않고 날것으로 먹었다. 하지만 현대인의 위장은 생강을 날로 먹으면 속이 쓰리고 아프다. 공자시대에는 거친 음식을 먹었지만 현대인은 가공식품을 주로 먹어 위장이 약하다. 그래서 생강을 끓여 먹어야 탈이 안 난다.

오늘날 현대인은 '진실은 선전이고 광고'라는 프로파간다의 노예가 되어 있다. 일찍이 프로파간다가 진실임을 깨달은 인물이 히틀러다. 히틀러는 이것을 잘 이용했고 똑똑한 독일 국민은 그의 선전에 휘둘려 광기 집단이 되고 말았다. 선전으로 진실이 만들어지고 진리가 되고 신화로 둔갑한 것이다.

누리는 삶이 가져온 우울증

'암에 걸리면 죽는다. 치료하지 않으면 죽는다.'

이 또한 현대사회가 만든 프로파간다다. 치료법이라고는 세상에서 제일 독한 화학약품으로 세포를 박멸하는 것뿐인데…. 암에 걸리면 죽는다는 프로파간다가 진실로 받아들여지고 진리로 둔갑한 탓에 많은 사람들이 암에 대한 공포에 싸여 있다.

마찬가지로 현대인은 비싼 약에도 볼모가 되어 있다. 대부분 비싼 약을 먹으면 좋은 줄 생각한다. 기사를 빙자한 광고를 보고 건강

식품을 선택한다. 계피는 예전에 어마어마하게 비쌌다. 그래서 이 부인은 계피를 엄청 귀한 약재로 여기고 그것을 먹을 수 있는 본인 또한 클레오파트라쯤 된 것으로 생각하고 있었다.

부유한 집안에서 태어난 부인은 엘리트 코스를 밟았다. 미스코리아 선발대회에서 입상하기도 했다. 중매가 줄을 이었고 비슷한 환경과 학력을 가진 남자와 만났다. 부유하고 학력이 좋으면 인생의 폭이 좁다. 온실에서 자란 식물과 같다. 비슷한 여건의 남녀가 함께 살면서 사사건건 싸웠다. 싸우면서도 아이 셋을 낳았다.

그런데 남편의 사업이 망했다. 알코올 중독자가 되었다. 이혼을 생각한 지 20년이 넘었으나 사회적 체면과 아이들 때문에 이혼하지 못했다. 그 탓에 병은 깊어만 갔다. 부닥친 문제를 머리로만 해결하려고 애쓰다 보니, 정신적인 골만 깊어졌고 처음에는 별것 아니었던 우울증이 더욱 심해졌다.

대부분의 보통 사람들은 다 견뎌 내기를 하면서 세상을 살아가지만 부유하게 살아온 사람들은 세상의 어려움을 모른다. 누리는 삶만 살았기 때문이다. 부인의 우울증은 바로 누리는 삶이 근본 원인이었던 것이다.

병과 싸우는 힘을 면역력이라고 부른다. 우리가 보거나 듣는 이야기는 모두 뇌에 입력되어 저장되는데, 몸이 체득한 정보는 몸 세포에 저장된다. 뇌에 저장된 기억력은 작은 어려움에도 흔들리고 뇌세포가 퇴화하면 사라져 치매로 연결된다. 하지만 몸 세포에 저장된 면역력은 아무리 어려움이 닥쳐도 흔들리지 않는다. 죽어야 없어진다. 치열한 고통이나 고난을 겪으면서 만들어진 이 면역력이야말로 건강한 사람이 되는 기둥이다.

실제로 힘든 세월을 겪은 사람들은 편하게 살아가는 사람보다 훨씬 강하다. 뼈 빠지게 일하는 노동자, 농민들이 80, 90대에도 의연한 모습으로 살아가는 것을 쉽게 볼 수 있다. 그들은 설사 암에 걸려도 신경 쓰지 않고 묵묵히 자기 할 일을 하면서 암세포와 같이 살아간다. 반면에 젊었을 때부터 부유하게 누리는 삶을 살아온 사람들은 어려움이 닥치면 금방 좌절하고 포기한다. 세파를 겪지 않고 온실에서 자란 탓이다.

올바른 습성과 마음 바꾸기

생각을 바꾸면 마음이 바뀌고 마음을 바꾸면 행동이 바뀐다. 병을 다스릴 수 있고 기적이 일어난다. 마침내 부인은 견뎌 내기를 하자는 쪽으로 생각을 바꿨다. 열심히 계피생강대추차를 마셨다. 보온병에 넣고 다니면서 수시로 마셨다. 시장이나 백화점을 한두 시간 구경하고 집 근처의 야산을 오르내렸다.

누구나 병에 걸리면 병을 빨리 내보내려고 애쓴다. 그런데 왜 내가 병에 걸렸는지, 그 원인을 생각하는 사람은 드물다. 운전면허시험에 떨어지면 '왜 떨어졌을까?' 하고 생각하는 사람들이 병에 걸렸을 때에는 그 원인에 대해 고민하지 않는다. 중병에 걸린 사람은 반듯이 병에 걸린 이유부터 곰곰이 살펴봐야 한다. 그것도 제3자의 입장에서 냉정하게 봐야 한다.

고대 로마의 정치가 율리어스 카이사르가 기록한《갈리아 전기》를 보자. 이 책은 카이사르가 지금의 프랑스인 갈리아의 총독으로 있으면서 기원전 58~51년간 치른 전쟁을 해마다 한 권씩 쓴 8권의 진중일기다. 라틴어의 초보 교과서로 애용될 만큼 라틴문학의 정수로도 손꼽힌다.

이 전기에서 가장 독특한 점은 '나는'이 아닌 '그는'이라는 3인칭 단수로 기술하고 있다는 점이다. 다시 말하면 과장된 표현으로 자신을 좀 더 위대하게 보이도록 얼마든지 포장할 수 있었는데도 리더의 입장에서 객관적인 태도로, 그것도 제3자의 눈으로 바라보고 자세하게 기록했다는 점이다.

투병도 하나의 전쟁이라는 점에서 마찬가지다. 제3자의 입장에서 자신을 보고 병을 들여다봐야 한다. 몸에 해로운 음식을 얼마나 먹었는지, 몸에 해로운 욕심을 얼마나 부렸는지, 얼마나 많은 스트레스를 자신에게 주었는지를 냉정하게 살펴야 한다.

그래서 니체는 마지막 저작인 《이 사람을 보라》에서 '내 병은 내 모든 습성을 바꾸라는 명령이다' 라고 지적하고 있다. 또 인명은 천금보다 귀중하다는 생각에 '천금千金'이란 제목이 들어가는 천금방전30권을 펴낸 당나라의 명의 손사막은 '질병은 그릇된 마음과 잘못된 음식에서 나오니, 이 둘을 잘 다스리는 게 치료의 시작이자 끝'이라 했다.

올바른 습성을 갖는 게 양생의 출발점이다. 동의보감을 펴낸 허준도 섭생을 다룬 기존 한의서와 달리 양생의 중요성을 크게 부각시키면서 올바른 양생의 비결을 생활습관에서 찾았다. 동의보감에서 가장 많은 부분을 차지하고 있다.

누구든지 질병이 찾아오면 먼저 할 일이 있다. 그동안의 생활습관을 되돌아보고 마음을 바꾸는 일이다. 이것이 없으면 어떤 병도 고칠 수 없다.

명상과 출장식 호흡, 그리고 웰니스

현명한 판단을 위하여

옛날에 성질이 고약한 왕이 있었다. 외눈에 한쪽 다리가 없었고 키도 작았다. 하루는 유명한 화가들을 불러 자신의 초상화를 그리게 했다.

첫 번째 화가가 그렸다. 그림을 본 왕은 벌컥 화를 내며 화가를 죽였다. 잘 생긴 외모, 멋진 두 눈, 잘 뻗은 두 다리, 키 큰 모습의 왕을 그렸기 때문이다. 심한 거짓말에 아부를 심하게 해서 기분 나빴던 것이다. 심한 아부는 모욕한 것이나 다름없다.

두 번째 화가가 그림을 그렸다. 첫 번째 화가 이야기를 들은 그는 솔직하게 사실대로 그려야겠다고 마음먹었다. 하지만 왕은 그림을 보자마자, 불같이 화를 내며 화가를 죽였다. 너무 정직하게 애꾸눈, 한쪽 다리, 작은 키를 자세히 그렸기 때문이다. 누구나 자기 단점을 솔직히 말하면 기분 나쁜 법이다. 왕 역시 기분 나빠 화가를 죽였다. 마지막으로 세 번째 화가가 그림을 그렸다. 그 역시 앞선 두 화가의 최후를 알고 있었다. 세 번째 화가의 그림을 본 왕은 크게 기뻐하며 화가에게 상을 내렸다.

세 번째 화가는 왕이 말을 타고 총으로 사냥하는 모습을 그렸다. 말을 탔으니까 키가 큰지 작은지를 알 수 없고 한쪽에서 말 탄 모습을 그렸으니 없는 다리는 보이지 않았다. 또 총을 쏘려면 누구나 한쪽 눈을 감고 한쪽 눈으로 쏘니까 왕이 애꾸인지 아닌지를 가늠할 수 없었다.

한마디로 세 번째 화가는 대단히 지혜롭고 현명한 사람이었다. 지혜란 아부를 잘하는 것도 아니고 솔직하고 정직한 것도 아니다. 삶의 기준점을 자기 분수에 맞춰 놓고 어떤 처지에 있더라도 현명하게 처신하면서 즐겁게 사는 것이다.

요즘 건강에 대한 정보가 차고 넘친다. 방송이나 인터넷 덕분에 누구든지 병에 대한 지식이 해박하다. 속으로 의사보다 의학 지식이 부족하다고 생각하는 사람이 드물 정도다. 감옥에 자주 드나드는 사람이 변호사나 검사 못지않게 법률에 해박하다고 여기는 것과 비슷하다. 게다가 병원이나 제약회사마다 더 많은 정보를 제공하려고 애쓰고 있다.

하지만 정보가 너무 많으면 없는 것보다 고약한 법이다. 너무 과도한 정보가 뇌에 접속하면 뇌는 지치고 사고는 편협해지고 시야는 좁아진다. 정보 노예가 된다. 이럴 때, 명상을 하면 행복과 사랑의 뇌신경물질이 많이 분비된다.

불치병이란 진단을 받으면 누구나 머릿속이 복잡하다. 남들은 건강한데 자기만 아프고 남들은 행복한데 자기만 고통스럽다고 생각한다. 모든 것이 분노를 자아낸다. 하지만 가까이서 보면 성한 사람 없고 자세히 살펴보면 고통 없는 사람이 없다.

이 분노를 다스리려면 어떻게 해야 할까. 무수히 많은 분노 유발자를 다 바꿀 수 있을까. 아니다. 절대로 불가능하다. 그렇다면 나를 바꿔야 한다. 바꿀 수 없는 상대를, 그것도 엄청나게 많은 상대를 바꾸겠다면서 기 쓰지 말고 나 자신부터 바꾸면 된다.

남의 말에 귀 기울이지 말고 텅 빈 마음, 담담한 마음으로 세상을 바라보자. 분노나 번뇌, 잡념 속에 빠져 있는 한, 아무리 좋은 건강법이나 양생법도 개밥의 도토리 신세다. 그래서 더욱 명상과 출장식 호흡이 필요하다.

몸을 고단하게 움직여라

명작 《홍당무》를 쓴 프랑스 작가 쥘 르나르는 매일 아침마다 묵상하면서 "눈이 보인다. 귀가 즐겁다. 몸이 움직인다. 기분도 좋다. 고맙다. 인생은 아름답다"는 말을 되뇌곤 했다고 한다. 이스라엘의 역사학자 유발 하라리 역시 20년간 명상호흡을 하면서 21세기 최고의 문명비평서로 평가 받는 《사피엔스》와 《호모데우스》를 썼다. 그는 하루에 두 시간씩, 새벽과 자기 전에 한 시간씩 명상과 출장식 호흡을 했다고 한다.

명상은 아무것도 하지 않는 것이 목적이다. 자신이 현재 처한 상황에 대해 어떤 판단도 내리지 않고 있는 그대로를 받아들이는 태도로 자각하는 것을 말한다. 실재가 무엇인지를 파악하는 수련인 것이다.

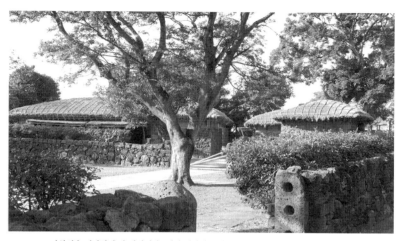
간화선을 비판한 추사 김정희가 9년간 귀양살이 하면서 붓글씨로 마음의 병을 고친 제주도 적거지.

결가부좌를 하고 날숨과 들숨에 집중하다 보면, 단 1분도 안 되어 수많은 잡념이 호흡의 집중을 방해하기 마련이다. 하지만 내가 내 삶의 주인이 아니라 잡념이 내 주인임을 느끼는 순간, 명상의 가치를 발견한다. 머릿속에 꽉 차 있던 쓰레기들이 사라지고 텅 빈 공간이 생기면서 다른 세상이 열린다. 아무 목적도, 아무 생각도 없는 상태에서 참된 내가 나오는 것이다.

우리나라 참선방에서는 주로 간화선看話禪을 한다. 간화선은 화두를 들고 가만히 앉아 참선하면서 진리를 깨닫는 선이다. 그런데 추사 김정희는 이 간화선을 심하게 비판했다. 도대체 가만히 앉아서 진리를 깨우치다니…. 참선을 위한 참선, 명상을 위한 명상은 문제가 있다는 게 추사의 견해였다. 실제로 밀폐된 공간에서 명상을 통해 번뇌, 집착을 벗어나려고 하면 오히려 번뇌와 집착만 키울 때가 많다.

그뿐만이 아니다. 너무 참선 수행에 집착하면 머리 꼭대기로 올라간 기운이 내려가지 않아 상기병에 걸린다. 머리가 답답하고 목 뒤가 뻐근하고 짜증과 화가 걷잡을 수 없을 만큼 나는 증상이 계속된다. 심하면 미치거나 뇌경색으로 쓰러지기도 한다.

그래서일까. 추사는 일을 수행의 최고의 경지로 여겼고 죽는 날까지 일했다. 정확하게 숨을 거두기 3일 전까지 일했다. 그의 마지막 작품은 봉은사의 현판 '판전板殿'이다.

웰니스를 실천하는 길

그렇다. 마음을 다스리는 일은 가만히 앉아서 명상에 잠기거나 참선을 한다고 되는 게 아니다. 번뇌, 분노, 집착, 고민 등 정신적인 장애를 극복하려면 몸을 고단하게 만들어야 한다. 건강한 사람이라면 강도 높은 노동이나 운동을 하겠지만 중환자의 경우에는 힘들게 걷는 것만으로도 충분히 중노동이다. 특히 머리에 기운이 오르는 상기병을 막으려면 많이 걸어야 한다.

중환자는 천천히 걷되, 출장식 호흡을 하는 게 가장 좋다. 손가락을 꼽아 가면서 호흡수를 헤아리다 보면 고민과 망상 같은 머릿속의 잡념을 비울 수 있다. 시간이 없다면 아침에 일어나서 30분, 잠자리에 들기 전에 30분간 앉아서 출장식 호흡을 해도 좋다. 명치까지 물에 담그는 반욕이나 무릎까지 담그는 각탕반욕을 할 때도 마음속으로 출장식 호흡을 하는 게 좋다.

호흡은 네 걸음, 즉 4초간 내쉬고 두 걸음, 즉 2초간 들이마신다. 들이마실 때는 우주의 모든 기운이 모두 내 몸에 들어온다는 느낌으로 깊게 숨을 쉰다. 고혈압 증세가 있다면 5초간 내쉬고 2초간 들이마신다. 저혈압 증세라면 3초간 내쉬고 2초간 들이마신다. 보통 사람은 4초간 내쉬고 2초간 들이마시는데, 숙달되면 8 대 4, 10 대 5로 늘일 수도 있다.

여기서 중요한 것은 코로 호흡해야 한다는 점이다. 입으로 호흡하면 공기 중에 있을지도 모를 바이러스의 체내 침입을 막기 힘들다. 코로 호흡하면 산소 공급도 잘되어 백혈구가 건강해진다.

60대가 되면 절반 이상이 고혈압으로 고생한다. 혈압 약을 먹는 건 불가피한 선택이더라도 사람에 따라 만만치 않은 부작용이 뒤따른다. 출장식 호흡을 하면, 고혈압 환자는 100일 이내에 10년 먹던 혈압 약도 끊을 수 있다.

저혈압 환자는 문제가 더 많다. 약이 없다. 현대의학의 사각지대다. 멀쩡한 사람이 자다가 죽는 게 이런 경우다. 하지만 출장식 호흡을 하면, 저혈압이 정상 혈압으로 바뀐다. 최소 하루 한 시간 이상, 100일은 해야만 효과가 나타난다.

출장식 호흡의 고수였던 박희선 박사 부부가 100세 가까이 건강하게 살았음을 기억하자. 아니, 100세까지 사는 건 중요하지 않다. 죽는 날까지 건강하고 즐겁게 사는 게 중요하다.

요즘 시대의 키워드는 웰니스*wellness*다. 한동안 웰빙과 힐링이 유행했다. 웰빙은 신체 건강, 힐링은 정신 건강에 비중을 둔 개념이다. 지금은 웰빙과 힐링을 합쳐 웰니스라는 합성어가 유행이다. 신체와 정신이 다 건강해야 온전한 건강으로 여기는 세상이다. 이제부터라도 양생과 섭생을 생활 속에서 실천하자. 그것이 곧 웰니스를 실천하는 길이다.

30년 참고 버틴 암 환자의 깨달음

암보다 무서운 탐욕

청주에서 50대 중반의 남자가 찾아왔다. 70대 후반인 모친이 동행한 나들이였다. 첫인상이 오랫동안 참선 수행을 해 온 사람 같았는데, 공무원 생활을 하다가 조기 퇴직했다고 한다.

20대 초반에 결혼한 그는 결혼 이듬해에 낳은 딸 하나만을 두고 있었다. 그런데 딸이 태어난 그해에 간경화 초기라는 진단을 받았다. 당시 의사는 불치병이라면서 언제 죽을지 알 수 없다고 했다. 그 말을 듣자, 딸이 커서 출가할 때까지만 악착같이 살아야겠다고 마음먹었다.

여기저기 의료진을 찾아다니면서 겁이 벌컥 났다. 죽는 게 겁나는 게 아니라 돈이 많이 들까 봐 겁났다. 불치병에는 많은 비방 약이 있지만 이들의 공통점은 값이 비싸다는 것이다. 비싸도 엄청나게 비쌌다. 어설프게 치료한다고 대들었다가는 몇 푼 안 되는 재산을 몽땅 날리게 생겼다. 돈을 적게 들이고 치료할 수 있는 방도를 궁리하면서 그럭저럭 30년 가까이 버텼다.

하지만 올해부터는 몸이 정신을 따라오지 못했다. 기운이 없고 의욕이 없고 소변발이 약해졌다. 이명도 심해졌다. 신장이 약해졌다는 증거다. 발에 쥐가 잘 나고 여름에도 차가웠다.

나는 오령산을 처방하면서 가열순환제 연고 바르기, 숭늉 마시기, 출장식 호흡하기, 그리고 걷기를 당부했다. 6개월 후, 잠자리에서 부부 관계를 요구하는 남편을 보고 깜짝 놀랐다는 부인과 함께 찾아왔다. 그가 말했다.

"지난 30년 동안 너무 힘들게 살았어요. 이렇게 오줌이 시원하게 나오고 속 편하게 살면 되는데…."

처음 찾아왔을 때 동행했던 모친 역시 그와 비슷한 시기에 난소암 진단을 받았다. 소화가 잘 안 되고 기운이 없고 불면증이 심해져 병원을 찾았는데, 아닌 밤중의 홍두깨 식으로 검사 결과는 난소암이었다. 병원에서는 한쪽 난소를 잘라 내야 한다고 했지만 모친은 의사의 처방을 무시하고 그냥 지내기로 했다. 지금껏 한 번도 암 때문에 병원을 찾지 않았다.

"내 병을 고치겠다고 돈 쓰면 자식 교육을 시킬 수 없잖아요. 애비도 없는데…. 알량하게 남은 몇 푼 안 되는 재산을 나 하나 오래 살자고 쓸 수 있겠어요?"

모친은 지난해까지는 그런대로 지냈다고 한다. 그런데 모친이 살던 집과 땅이 재개발 지역이 되자, 자식 다섯이 서로 싸움질을 시작했다. 모친은 기력이 급격하게 약해지고 불면증에 시달렸다. 암보다 무서운 게 자식들의 탐욕이었다.

죽음에 대한 이해

우리는 밀폐된 공간에서 살고 있다. 한구석에는 마치 새끼줄을 감아 놓은 것처럼 독사가 똬리를 틀고 있다. 무섭다. 독사가 언제 대들지 모르기에 두렵다. 잠자거나 밥 먹거나 일하거나 공포 속에서 세상을 보낸다. 그러다가 죽을 때쯤 되면 비로소 독사한테 가까이 다가간다. 자세히 보니, 독사가 아니라 썩은 새끼줄이었다.

우리는 누구나 불치병을 무서운 독사로 여기며 겁내면서 살아간다. 왜 겁이 날까. 물려 죽을까 봐 겁난다. 하지만 불치병이 썩은 새끼줄로 보일 때, 죽음의 공포에서 벗어났을 때를 해탈했다고 한다. 해탈解脫이란 글자 그대로 무엇을 풀고 어디로부터 벗어난다는 말인가. 세상을 사는 이치를 풀어내서 고통에서 벗어나는 게 바로 해탈이다.

남자가 말했다.

"그동안 공연히 겁먹고 떨면서 살았네요. 하지만 어머니는 전혀 내색을 하지 않으셨어요. 마치 죽음을 미리 받아 놓은 사람처럼 사셨답니다."

미국의 자연주의 철학자인 스콧 니어링은 80세 때 자신의 죽음 계획을 다음과 같은 글로 써 놓았다.

'죽을 때, 병원이 아니라 집에 있기를 바란다.'

'어떤 진통제나 마취제도 필요 없다.'

'가까운 사람들에게 존중 받으며 가고 싶다.'

그는 100세 생일이 다가오자, 일주일 전부터 단식을 시작했다. 그리고 불과 20일 만에 눈을 감았다. 그의 아내는 '하루 일과를 마치고 휴식을 취하듯 편안하게 갔다'고 했다.

시인 천상병 역시 품위와 존엄이 있는 웰 다잉*well-dying*으로 인생을 마무리했다. 간경화 말기라는 진단과 함께 더 이상 가망이 없다는 말을 듣고 병원을 나선 그는 대학로에서 뛰노는 아이들을 보고는 "고놈들! 귀엽네" 했다.

그는 자기 병이나 죽음에 대해 전혀 신경 쓰지 않았다. 당시 그의 배는 만삭의 임산부처럼 불룩하고 바위처럼 단단했다. 숨쉬기도 힘들었다. 수시로 나오는 설사로 바깥나들이도 어려웠다. 양지바른 곳에 앉아, 아이들이 노는 모습을 보는 게 유일한 낙이었다. 죽음은 우리들의 본래의 자리이며 이승에서의 소풍이 끝나면 돌아가야 할 본향이라고 읊은 시 '귀천'처럼 5년을 더 살다가 떠났다.

공포에서 벗어나는 길

두 사람이 높은 다리에서 떨어졌다. 한 사람은 정신이 또렷한 상태였고 다른 한 사람은 몸도 못 가눌 만큼 고주망태였다. 두 사람은 어찌될까. 놀랍게도 정신이 멀쩡한 사람이 크게 다친다. 다리가 부러지든가 허리가 골절된다. 심하면 머리가 깨지기도 한다. 반대로 술 취한 사람은 멀쩡하다.

왜 그럴까. 정신이 또렷한 사람은 떨어질 때 상황을 인지하고 본능적으로 몸을 보호하기 위해 근육을 긴장시킨다. 몸에 힘이 들어간다. 반대로 술 취한 사람은 자신을 보호하려는 본능적인 행동을 취하는 반응이 늦어져서 근육이 이완된 상태로 충격을 받는다. 자연히 근육이 경직된 상태로 부딪칠 때보다 작은 부상을 입는다. 의식을 잃은 사람이 교통사고를 당해도 크게 다치지 않는 것과 비슷하다.

항암 치료를 받다가 심한 저체중으로 치료를 중단한 남자가 있다. 극심한 고통에 시달리던 그는 치료를 받지 않고 그냥 죽겠다고 마음먹었다. 그런데 죽기로 예정된 지 10년 넘게 살아 있다. 죽기로 마음먹었더니, 인체의 본능인 자연면역체계가 작동을 한 것이다.

누구든지 심하게 좌절하거나 어려움이 닥치면 본능적으로 공포를 느끼면서 근육이 경직된다. 특히 암 환자들은 암에 걸렸다는 진단을 받으면 '죽었구나' 라고 생각하기 일쑤다. 그래서 암세포로 죽기보다 충격과 낙심, 공포로 인체 기능이 마비되어 죽는 경우가 많다. 공포로부터의 해방, 경직된 근육의 이완이 치료에 앞서 해야 할 일이다.

나를 찾아온 암 환자 가운데 병을 이겨낸 사람들은 대부분 암이란 진단을 받고 공포에서 해방되어 죽음을 담담하게 받아들인 사람들이다. 병이 자기한테 온 게 화나고 억울하고 세상이 원망스럽다고 여기는 대부분의 사람들과 달리, 어떻게 죽음을 맞이할까를 더 고민하는 사람들이다. 그들은 죽는 날까지 열심히 걷고 일하다가 죽기로 결심한다. 걷기와 일하기야말로 암 질환의 질곡에서 웃으면서 살아가는 방법이자 죽음을 맞이하는 방법이라고 믿기 때문이다.

지혜의 근육을 키운다는 것

암치료를 받으면서 항암제를 백 번 맞고도 살아남은 사람이 있는가 하면, 열 번 맞고 그대로 죽음에 이르는 사람이 있다. 왜 그럴까. 체질이나 체력은 사람마다 다르기 때문이다.

항암 치료가 환자를 자유롭게 할까?

피골이 상접한 저체중인 사람이 항암 치료를 받을 때마다 생각나는 게 있다. 제2차 세계대전 당시 600만 명의 유태인이 죽었는데, 그중에서 110만 명이 아우슈비츠 수용소에서 죽었다. 이 수용소의 입구 아치에는 '노동은 인간을 자유롭게 한다*ARBEIT MACHT FREI*'는 나치의 글귀가 쓰여 있다. 광기의 살육 현장을 마치 노동공동체처럼 보이게 하려는 사악함이 드러나는 구호다. 안에는 제대로 먹지도 못하고 일하면서 죽음을 기다리다가 가스실로 끌려가는 유태인 사진들이 전시되어 있다. 살 한 점 없이 뼈만 남은 앙상한 몸은 차

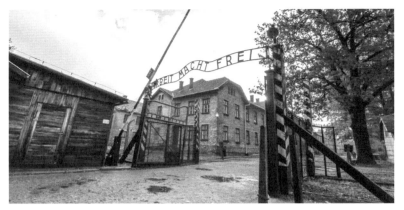

'노동은 인간을 자유롭게 한다'는 나치의 사악한 글귀가 쓰여 있는 아우슈비츠 수용소 정문.

마 눈뜨고 볼 수 없는 참혹함 그 자체다.

생각을 바꿔 보자. 만일 이들이 암에 걸렸다면 어찌할 것인가. 수술을 하고 항암 치료와 방사선 치료를 받게 할까. 아니면 사혈을 하고 녹즙을 먹이고 뜸을 떠 줘야 할까.

나는 암에 걸린 사람들이 병원에서, 그것도 최고의 의료진이 있는 병원에서 치료를 받아 피골이 상접해진 모습을 볼 때마다 아우슈비츠 수용소의 유태인 사진들이 떠오른다. 미국의 어느 병원 입구에는 '항암 치료는 환자를 자유롭게 한다'는 문구가 쓰여 있는데, 이런 파렴치한 현대 의술을 볼 때마다 아우슈비츠 수용소가 연상되곤 한다.

최근에 미국의 초일류 대학병원 의사가 쓴 자서전을 보고 깜짝 놀랐다. 폐암 3기로 암세포가 림프절에 전이되었고 체중이 반년 사이에 80kg에서 60kg이 되었다. 그런데 병원에서는 무조건 항암 치료와 방사선 치료를 서둘렀다. 체력이란 문제는 애당초 생각조차 하지 않는 것이다. 하루빨리 치료를 해서 하루빨리 죽이려고 작정

하고 있다는 인상을 받았다. 똑똑한 의사 겸 환자도 당연히 빨리 죽어 가는 코스로 가고 있다.

저체중, 저체온의 암 환자

수술 뒤에 항암 치료, 방사선 치료, 쑥뜸과 사혈, 녹즙 등 몸에 해로운 짓만 골라 하면서 죽음을 향해 빠르게 달려가던 부인이 찾아왔다. 50대 주부였다.

2년 전에 난소암 수술을 받은 부인은 항암 치료와 방사선 치료를 여러 차례 받았으나 일 년여 만에 재발했다. 여기저기로 암세포가 전이되어 다시 항암 치료를 받았다. 음식을 먹지 못해 58kg이던 몸무게가 38kg으로 줄었다. 음식은커녕 물도 삼키기 어려웠다. 저체온 증상까지 보였다. 결국 치료를 중단할 수밖에 없었다.

사람의 체온은 36.5~37도 사이다. 1도 올라가 38도쯤 되면 열이 펄펄 끓어 죽는다고 하고 1도 내려가 35도쯤 되면 기운이 없어 설설 긴다. 체온이 1도만 내려가도 면역력이 30퍼센트 정도 감소하는데, 35도의 체온이면 면역력이 45퍼센트밖에 안 된다. 사람이 물에 빠졌을 때, 아무리 수영을 잘해도 저체온증으로 죽는 경우가 많다. 이때 온도가 34도이므로 체온이 34도가 되면 죽을 준비가 된 것이나 다름없다.

병원을 나온 부인은 어느 유명한 기도원으로 갔다. 그곳에서 쑥뜸과 사혈, 녹즙으로 치료를 받았다. 한 달쯤 지나자, 체중은 더 줄고 통증은 더 커졌다. 온몸에 발진까지 생겼다. 미음조차 넘기기 어려웠다.

몸속에 있는 독소를 빼내는 사혈은 어느 정도 건강한 사람이 받아야 한다. 다 죽어 가는 환자에게는 당연히 치명적이다. 19세기까지 서양 의학의 중심에 사혈요법이 있었지만 과도한 사혈로 조지 워싱턴이나 모차르트가 죽었다. 데카르트의 죽음에도 사혈요법이 뒤따라온다.

또 녹즙은 찬 음식이다. 부인과 같은 저체중 환자에게는 독약이다. 저체중, 저체온증이 있는 사람은 소화력이 약해 소화제조차 소화시키기 어렵기 때문이다. 체력이 약한 사람은 반신욕이나 쑥뜸도 감당하기 힘들다.

부인은 하루 종일 침대에 누워 있었다. 자거나 기도를 했지만 실제로는 우울한 생각에 젖어 있었다. 오래 누워 있으면 기력이 없어질 수밖에 없다. 움직이지 않는 차가 방전되는 것과 같은 이치다.

걸을수록 생기는 지혜의 근육

암 환자는 살인범에게 쫓기는 심정이라고 한다.

하지만 이 살인범을 이길 수 있는 지혜야말로 암 환자가 암세포를 이길 수 있는 첫 번째 요건이다. 죽음을 넘어설 수 있는 이 지혜를 얻으려면 어떻게 해야 할까. 지혜는 오라고 해서 오고 가라고 해서 가는 게 아니다.

비판철학의 창시자인 독일의 임마누엘 칸트는 날마다 3시간씩 걸으면서 생각을 키웠다. 《고도를 기다리며》를 쓴 프랑스의 사뮈엘 베케트는 생각이 막히면 하루에 30㎞씩 걸었다. 800㎞의 산티아고 순례길을 걷는 사람도 엄청 많다. 《나는 걷는다》를 쓴 프랑스의 베

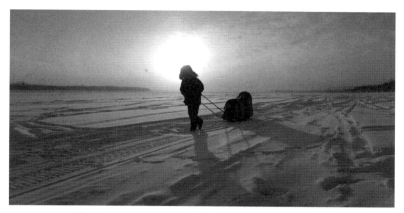

5년간 걸어서 지구를 한 바퀴 돌은 영국의 로지 스웨일 포프(사진 출처 : 로지 스웨일 포프의 트위터).

르나르 올리비에는 65세가 넘은 나이에 터키에서 중국 서안까지의 실크로드 1만 2000㎞를 1099일간 걸었다. 75세 때에는 프랑스 리옹에서 이스탄불까지 3000㎞를 걷기도 했다. 이들은 걸으면서 허벅지 근육만 키운 게 아니다. 지혜의 근육도 키웠다. 정신적인 위안을 얻었고, 그 결과 창조적인 작품을 만들어 냈다.

암으로 남편을 잃고 세계일주를 결심한 영국의 로지 스웨일 포프를 보자. 영국 웨일스 텐비에 있는 그녀의 집에는 발자국이 하나씩 새겨진 두 개의 판석이 있다. 하나는 집을 나설 때의 첫 번째 발자국이고, 다른 하나는 집에 돌아왔을 때의 발자국이다. 그녀는 걸어서 세계를 한 바퀴 돌았다. 눈 덮인 시베리아 벌판을 횡단하고 알래스카도 관통했다. 1789일 걸렸고 헤진 신발이 53켤레였다. 첫 번째 발자국과 두 번째 발자국 사이에 무려 3만 2000㎞가 뻗어 있는 셈이다. 지구 둘레가 4만㎞쯤 되니 엄청나게 많이 걸은 것이다. 자연히 그녀의 머리에는 지혜의 근육이 생겼다.

걷자. 일단 걸으면 잡념이 없어진다. 걷다 보면 생각이 깊어지고 더 많은 지혜의 근육이 생긴다. 지혜는 생각으로 만들어지는 게 아니다. 허준은 동의보감에서, 약보藥補보다 식보食補가 낫고 식보보다 행보行補가 낫다고 했다. 또 긴 눈으로 보면 병도 하나의 수양이라고 했다.

독일의 철학자 니체는 '진정 위대한 모든 생각은 걷기로부터 나온다'고 했다. 니체는 걷는 여행자를 5등급으로 나눴다. 가장 낮은 5등급은 여행에서 아무 것도 보지 못한 눈먼 사람이고, 4등급은 다른 세상에 가서도 자신만 보기 때문에 교만한 마음만 키운 사람이다. 3등급은 새로운 세상을 관찰해서 뭔가 체험하는 사람이고, 2등급은 체험한 것을 자기 속에 갖고 살며 지속적으로 지니고 있는 사람이다. 내면적으로 깨달음이 있는 사람이다. 마지막으로 1등급은 자신이 관찰한 모든 것을 체험하고 자기 것으로 만들어 삶에 동화시키면서 행동이나 일에서 반드시 실천하는 사람이다.

무작정 걸어라. 힘들더라도 걸어라. 출장식 호흡을 하면서 걸어라. 마음이 맑아지면서 저절로 바른 마음, 긍정적인 마음이 솟아난다. 면역력도 높아진다. 고통과 불행이 멀어지고 행복이 찾아온다.

간암에 걸려 간을 새로 이식한 동년배 친구가 날마다 소주 세 병씩 마시면서 20여 년간 살아 있고, 폐암 말기인 선배가 담배를 하루에 두 갑씩 피면서 80대 후반에도 여전히 살아 있다. 이들의 공통점은 긍정적인 마음가짐이다.

올바른 마음과 마중물

내가 40년간 암 환자들과 만나면서 소통한 결과, 통증만 없다면 감기나 암이나 그게 그거다. 둘 다 딱 떨어지는 치료약이 없다. 감기에 걸리면 보름쯤 지나서 낫는다. 암에 걸리더라도 생활습관을 되돌아보고 양생과 섭생에 조심하면 천수를 누린다.

양생은 올바른 마음가짐이고 섭생은 올바른 음식 섭취다. 둘 가운데 기본은 양생이다. 올바른 마음을 가지면 독도 약이 되지만 마음이 삐뚤어지면 약도 독이 된다. 바른 마음을 갖는다면 이미 병은 90퍼센트쯤 치료된 것이나 다름없다.

아무튼 나를 찾아온 부인에게 당장 도움이 되는 것은 무엇일까. 땅속에서 지하수를 펌프로 퍼 올리려면 마중물이 필요하다. 마중물을 써야 물을 계속해서 쓸 수 있다.

당장 미음도 삼키기 어려운 부인에게는 검게 태운 누룽지 숭늉이 마중물이다. 위와 장이 상해서 위액과 위산이 많이 나오면 영양 흡수가 안 된다. 영양 흡수는 위와 장의 기능이 조화를 이룰 때에만 가능하다. 누룽지 숭늉을 먹으면 위와 장이 음식물을 흡수할 수 있게 된다. 기력이 돌아오고 음식을 먹을 수 있다.

출장식 호흡과 햇볕 쬐기도 필요하다. 혈액 순환이 안 되면 춥다. 죽어 가는 사람은 삼복더위에도 몸이 차다. 몸을 따뜻하게 해야 혈액 순환이 잘된다. 우선 제2의 심장인 장딴지를 잘 주무르면 도움이 된다. 이런 사소한 것들이 모여 건강한 몸으로 회복된다. 나는 부인에게 알맞은 걷기와 호흡법, 식이요법 등을 알려주고 이중탕과 가열순환제를 처방했다.

불치병은 늪에 빠진 것과 같다. 버둥댈수록 빨리 늪 속으로 들어간다. 모든 기적은 잘 먹고 잘 걷고 잘 자는 데서 온다.

백척간두 진일보를 화두로 삼고

그동안 심장에는 암세포가 자라지 않는다는 게 통설이었다. 심장은 활발하게 움직이는 뜨거운 기관이라 암세포가 생길 수 없다는 이유에서다. 하지만 심장에도 암세포가 생긴다. 간이나 폐, 신장에 있던 암세포가 간혹 심장으로 전이된다.

심장에 혹이 있다니

길을 걷던 50대 여인이 갑자기 쓰러졌다. 가슴이 답답하고 아팠다. 의식도 가물가물 했다. 119구급차를 타고 병원에 갔더니, 심장에 혹이 있고 물이 차 있어서 응급처치를 받았지만 수술은 할 수 없다고 한다. 혹을 수술하다가 잘못하면 죽을 수도 있기 때문이다. 의사는 심장 이식만이 확실한 방법이지만 좀 더 경과를 지켜보자고 했다. 아무런 약도 처방해 주지 않았다.

그런데 병원에 다녀온 후부터 숨이 차고 밥맛이 없었다. 어깨,

목, 날갯죽지가 아팠다. 언제 죽을지 모르는 병은 그녀의 정신에 큰 충격을 주었고 그 충격은 전신에 전달되었다.

백범 김구 선생은 상해임시정부 시절, 괴한이 쏜 총탄을 맞았다. 병원에서는 소생할 가능성이 0.01퍼센트라고 했다. 숨이 멎었기에 사망자로 처리되어 시체실에 안치되었다. 하지만 이튿날 아침에 깨어난 백범 선생은 툭툭 털고 일어나 의사를 찾았다. 의사는 심장에 박힌 총탄을 제거하려면 생명이 위험하다고 했고 백범 선생은 무려 11년 동안 심장에 총알이 박힌 채 살았다.

레닌도 한 젊은 여자가 쏜 총에 다섯 발이나 맞았다. 4개는 뽑았지만 목에 박힌 하나는 그냥 놔뒀다. 당시 의술로는 목에 박힌 총알을 빼내다가 자칫 죽을 수도 있었다. 결국 레닌은 목에 총알이 박힌 채 5년 남짓 더 살았다.

심장의 혹 때문에 삶을 포기했던 여인 역시 살 수 있을지 걱정이 많았다. 하지만 백범 선생과 레닌에 대한 이야기를 듣고는 살아야겠다는 용기를, 아니 희망을 가질 수 있었다고 했다. 처음 봤을 때에는 얼굴에 그늘이 짙게 드리워져 있었는데, 두 사람의 이야기를 듣고 나서는 한결 밝은 표정이었다.

이슬람의 수피족은 병이 나면 제일 먼저 찾아가는 게 의사가 아니라 그 병을 앓다가 나은 사람이라고 한다. 그만큼 현실적인 처방을 얻을 수 있기 때문일 것이다. 여행을 떠나는 사람도 지도나 안내 책자를 읽는 것보다 그곳을 다녀온 사람을 만나 이야기를 듣고 궁금한 것을 묻는 게 더 유익할 때가 많다.

'백척간두 진일보百尺竿頭 進一步'라는 말이 있다. 100자나 되는 높은 장대 위에 이르렀어도 한걸음 더 나아간다는 뜻으로, 두려움을 무릅쓰고 목숨을 걸 때, 비로소 살 길이 열린다는 의미다.

백범 김구 선생이 무송 선생을 방문했을 때, 무송 선생의 어린 딸과 다음과 같이 이야기를 주고받았다.

"아가야! 천 길 낭떠러지에서 떨어졌는데, 겨우 나뭇가지를 잡아 대롱대롱 매달렸다면 어찌해야지?"

"몰라요."

"그럴 때는 나뭇가지를 그냥 놔. 공연히 발버둥 치다가 힘이 빠지면 죽어. 그냥 나뭇가지를 놓으면 살든가 죽든가, 뭔 수가 생기는 거야."

우귀음에는 현삼과의 지황(왼쪽) 뿌리를 쪄서 만든 숙지황, 덩굴성 참마(오른쪽)의 덩이뿌리인 산약이 주 약재다.

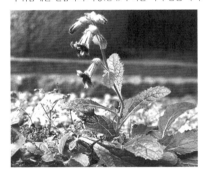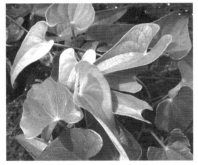

가짓과의 구기자나무 열매(왼쪽)와 두충나무의 나무껍질(오른쪽)도 우귀음 처방에 포함되는 주 약재다.

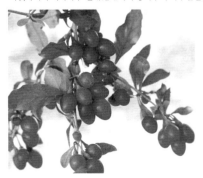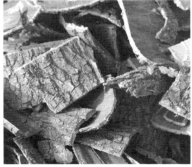

마시는 것과 바르는 것

나를 찾아온 여인 역시 멈추지 않고 한걸음 더 나아가기로 결심했다. 그녀는 출장식 호흡과 진창미 숭늉을 마시면서 마음을 다잡았다. 우귀음 추출물을 선골과 고관절에 발랐다. 목, 어깨, 겨드랑이에도 발랐다. 우귀음은 경악전서를 쓴 장개빈이 창안한 명처방으로 신양腎陽이 부족하여 쉽게 피곤하고 허리와 다리가 시큰거리고 발이 차가울 때 쓴다. 숙지황, 산약, 구기자, 두충, 산수유, 포부자, 육계 등이 들어간다.

우리 몸에는 신장이 두 개가 있다. 좌 신수腎水, 우 명문命門이라고 한다. 심장은 군화君火, 명문은 상화相火다. 심장이 세종대왕이라면 명문은 황희 정승이다. 정승이 임금을 잘 보필해야 나라가 잘되는 것처럼 명문이 건강해야 몸이 건강하다. 명문에 에너지를 공급해야 심장 에너지가 활성화 된다.

선골과 고관절에 우귀음 추출물을 바르면 우귀음을 마시는 것만큼 효과가 있다. 우리 몸에 있는 림프절의 40퍼센트가 허리에 있고 허리 림프절은 선골과 고관절을 다루는데 효과적이다. 또 심부전증은 신부전증과 연결된다. 신장에서 피를 깨끗하게 걸러 심장으로 보내야 심장 기능이 좋아진다.

5개월이 지났다. 여인은 신장의 에너지를 키우는 우귀음과 신수를 돕는 좌귀음, 화타식 섭생법과 양생법, 그리고 '백척간두 진일보'를 화두로 삼고 병을 헤쳐 나갔다. 심장의 혹은 약간 줄었을 뿐 없어지지 않았다. 그래도 잘 먹고 잘 걷고 잘 자면서 지내고 있다고 전해 왔다.

죽을 듯이 아파도 바쁘게 살아야 하는 이유

불 구덩이에서 죽으려는 소방관

거의 일 년 만에 부산에 사는 소방관으로부터 연락이 왔다. 혹시 죽지나 않았을까 하고 걱정했던 환자였다.

6년 전, 신장암이란 진단을 받은 그는 수술을 하고 항암 치료, 방사선 치료를 받았다. 일 년이 지나자, 암세포가 뼈로 전이되었다는 이야기를 들었다. 처음 치료 받을 당시에 겪었던 고통을 떠올린 그는 더 이상의 치료를 거부했다. 진통제도 먹지 않았다. 그냥 죽을 때가 되면 죽겠다고 마음먹었다.

직장 동료에게도 알리지 않았다. 전신암으로 몇 달밖에 못 산다는 판정을 받은 사람이 5년을 더 살고 있다면서 TV에 나와 자랑했다가 얼마 지나지 않아 죽었다는 이야기를 들은 적이 있었기 때문이다. 또 연명치료는 의미가 없다면서 임종을 준비하라는 말까지 들은 환자가 5년이 지나도 멀쩡하게 살아 있었다. 독실한 기독교 신자인 그는 교회 목사의 권유를 받아 간증을 하고 TV에 나와 우쭐대더니, 몇 달 못살고 저세상으로 갔다. 죽을 목숨이 살아 있으면 얌전하게 감사하면서 살아야 한다. 너무 절망해서도 안 되지만 너무 설쳐서도 안 된다.

그는 소방관의 일을 계속했다. 죽을 듯이 아파도 불 속에 뛰어들어 일하다 보면 통증을 잊을 수 있었다. 정신없이 힘들게 일하다 보니 암에 걸렸다는 사실조차 잊을 때가 많았다.

틈틈이 진급시험 공부도 했다. 암에 걸렸다는 것을 아는 친구들은 죽을 판에 뭔 공부냐고 빈정거렸다. 아내조차 말렸다. 하지만 뜻을 굽히지 않았다. 진급하면 봉급이 오르고 퇴직금이 오른다. 순직한다고 해도 남은 가족에게 큰 도움이 될 거라고 생각했다. 그래서 그는 더욱 화재 현장에서 일하다가 죽기를 희망했다.

어느덧 4년이 지났다. 그동안 그냥 죽지도 않았고 불 속에서 죽지도 않았다. 다만 치아에 문제가 생겼다. 이빨 대부분이 상하거나 약해졌고 턱관절 통증이 심했다. 불 속으로 들어갈 때마다 이를 악물고 일했기 때문이다.

신장과 뼈는 한 배를 탄 사이다. 신장이 튼튼하면 뼈가 튼튼하고 신장이 나쁘면 뼈가 약해진다. 그는 신장에 문제가 생기자, 이빨과 턱뼈가 더 약해진 것이다. 나는 하루 2시간 이상 천천히 걸으면서 신장 약을 먹고 공진단에서 추출한 가열순환제 연고를 턱에 바르도록 했다.

정말 비장한 마음을 먹고 실천한 지 5년이 지났다. 비장한 마음은 누구나 먹을 수 있지만 실천은 아무나 할 수 있는 게 아니다. 그는 날마다 2시간 이상 걷고 공부하면서도 화재 현장을 열심히 뛰어

다녔다.

소방관들은 심한 업무 스트레스 때문에 퇴근 후 폭탄주를 많이 마신다. 또 화재 현장에서 발생하는 불가항력적 상황 때문에 늘 긴장의 끈을 놓지 못한다. 그는 불 구덩이에 뛰어드는 것은 겁나지 않았지만 회식 자리가 가장 힘들었다. 20여 년간 마셔 온 '싫은 폭탄주'가 스트레스가 되고 신장암으로 이어진 것이다.

그는 병이 재발했다는 진단을 받은 날부터 직장의 술자리를 피하고 불 속으로 들어가 죽을 궁리만 했다. 그러자 직장생활이 낙원이 되고 화재 현장이 천국으로 보였다. 그동안 상도 여러 번 받았다. 진급시험에도 합격했다. 어제 받은 그의 전화는 진급했다는 기쁜 소식이었다.

지루한 것도 만병의 근원

이 소방관과 반대로 지루하고 지겨운 일상을 보내다가 건강을 잃을 뻔했던 80대 중반의 노인을 보자.

노인은 5년 전에 전립선암이란 진단을 받았다. 수술해야 한다는 의사의 말을 무시하고 그냥 지냈다. 나이 팔십에 암은 질병이 아니라 노환이라는 게 노인의 지론이었다.

일 년 후, 아랫배가 뻐근하고 혈뇨가 나왔다. 자식들이 등 떠밀어 병원을 찾았다. 검사 결과, 전립선암이 커지고 림프절로 전이되었다. 이번에도 의사의 처방을 무시했다. 수술도 항암 치료, 방사선 치료도 받지 않겠다고 했다. 그러면서 나를 찾아와 혈뇨가 안 나오고 통증이 덜 했으면 좋겠다고 했다. 나는 통증과 혈뇨를 잡아 주는 약을 처방하면서 일을 다시 시작하는 게 어떠냐고 조언했다.

젊은 시절부터 중소기업을 꾸려 온 그는 휴일에도 쉬지 않고 일한 덕에 꽤 큰 회사로 성장시켰다. 동료들은 외국 여행을 많이 다녔지만 그는 제주도 구경조차 하지 않았다.

78세 되던 해에 회사를 큰아들에게 물려주고 은퇴했다. 아내와 처음으로 호주 시드니로 해외여행을 갔다. 항공회사 중역인 사위는 노인 부부에게 일등석 표와 일류 호텔을 제공했다. 시드니에서 가이드를 따라 며칠간 구경했으나 전혀 재미가 없었다. 부인도 늙은 남편과 둘이서 다니는 여행이 지루하고 따분했다. 친구들과 국내 온천에 가는 것보다 훨씬 재미가 없었다.

사위는 장인에게 세계일주 여행을 권했지만 그는 더 이상 여행을 하지 않았다. 남들은 버킷리스트 1호로 세계일주 여행을 꼽지만 그는 전혀 흥미를 느끼지 못했다. 관심도 없었다. 한마디로 하루하루 사는 게 지루하고 지겨웠다. 암의 근본 원인은 바로 이 지루함과 지겨움에 있었던 것이다.

뻔한 일만 계속되는 것은 행복이 아니라 권태다. 2017년 네이처에 실린 한 논문은 '높은 이상이 있으면 그 이상이 실현될 때까지 병도 안 걸리고 늙지도 않는다'고 지적했다. 미국의 뉴스 전문채널 CNN을 설립한 테드 터너의 부친은 일찍이 성공하자, 우울증과 알코올 중독증에 시달리다가 자살하고 말았다. 헤밍웨이는 소설가로 성공하고 노벨상까지 받았지만 자살을 선택했다. 두 사람 다 행복한 일만 계속되는 것을 참을 수 없어서 자살했을 것이다. '유명한 사람이 되지 말고 유용한 사람이 되라'는 가르침이 가치 있게 느껴지는 사례다.

노인은 다시 회사에 복귀했다. 그러나 회사 경영에는 일체 관여하지 않았다. 하루 종일 사무실 안팎을 청소하고 나무를 가꾸고 풀을 뽑았다. 경비원, 청소부 아주머니들과 어울리고 함께 점심 식사를 했다. 한시도 쉴 틈 없는 생활을 보내자, 다시 활기를 되찾을 수 있었다. 권태와 나태도 사라졌다. 가끔 내게 찾아와서 통증을 줄이고 혈뇨를 방지하는 처방을 받아 갔을 뿐이었다.

3년이 지났지만 그동안 한 번도 병원을 찾지 않았다. 혈뇨가 없고 통증이 없고 하루 종일 일할 수 있다면 그것만으로도 충분히 행복한 인생이라고 생각한 결과였다.

늙어도 열심히 일하는 사람들

1916년생인데도 현역으로 일하는 일본의 정신과 의사 다카하시 사치에는 이렇게 조언한다.

"건강에는 조금 무리하는 게 좋아요. 몸은 안 쓰면 금방 녹슬어요. 저는 무리하지 말라는 말을 좋아하지 않아요."

이 할머니는 의사가 된 33세부터 지금까지 70여 년간 환자들을 만나고 있다.

내 친지 중에도 이 할머니와 비슷한 70대 후반의 노인이 있다. 어려서 하반신이 마비된 노인은 너무 가난해서 병원에 갈 엄두를 못 냈다. 엄마 등에 업혀서 중학교까지 마친 뒤, 한약방에 취직했다. 그 뒤, 독립해서 한약방을 차린 다음부터 하루도 쉬지 않고 일했다.

조부 때부터 남의 집 행랑살이로 살아온 노인은 자기 집을 갖는 게 꿈이었다. 다행히 환자가 줄을 설 정도로 돈을 벌었고 반년에 한 채씩 집을 샀다. 노인은 셀 수 없이 많은 집을 샀다. 어느 해인가, 집의 절반을 팔아 학교를 세웠는데, 학교를 운영해 보니 생각보다 많은 돈이 필요했다. 그때마다 집을 팔았다. 20여 년이 지나자 그 많던 집들이 다 사라졌다.

노인은 50여 년간 한약방 외에는 거의 나들이를 하지 않았다. 비행기를 타 본 적도 없었다. 지금도 하루 10시간 동안 환자들을 돌보며 지낸다.

"일할 힘이 없으면 살 가치가 없다."

주위에서 연세도 있으니 편안히 여생을 보내라고 할 때마다 답하는 노인의 말이다. 노인에게 일은 단순한 밥벌이가 아니라 생활이다. 할 일이 없거나 일할 수 없으면 죽은 목숨이라고 여긴다. 평생 운동을 하지 않았지만 죽을 때까지 환자를 돌볼 힘이 있다. 누우면 죽고 걸으면 산다가 아니라 바른 마음을 먹고 열심히 일해야 건강하게 오래 산다.

2018년 노벨 물리학상을 받은 미국의 물리학자 아서 애슈킨 박사

일본인 의사 다카하시 사치에가 2017년 펴낸 책 표지(왼쪽). 최고령 노벨상 수상자인 미국의 물리학자 아서 애슈킨(오른쪽, 사진 출처 : 비즈니스 인사이더).

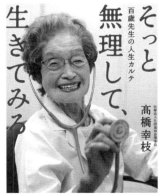
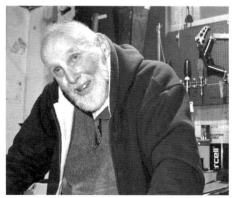

는 노벨상의 전 분야를 통틀어 최고령인 96세에 수상했다. 그는 눈에 보이지 않을 만큼 작은 입자, 즉 원자나 분자, 바이러스, 살아 있는 세포 등을 손상 없이 잡을 수 있는 광학 족집게를 만들었다. 처음 수상 소식이 알려졌을 때, 그는 논문을 써야 하므로 인터뷰를 오래 하기 어렵다는 말부터 했다고 한다. 그만큼 열심히 일한다는 이야기다.

일할 생각도 없고 일할 의지도 없이 TV나 인터넷, 스마트 폰만 들여다보며 '지겨워 죽겠다. 일할 곳이 마땅치 않다'고 지껄이는 백수들은 이 노인들의 이야기를 귀담아들어야 한다. 특히 모아 놓은 재산이 좀 있다고 해서 일하지 않고 노닥거리는 노인들을 보면 폐인같이 느껴진다.

삶은 닥치는 대로 일하며 그냥 사는 거다. 일하는 자체가 삶의 목적이고 기쁨이다. 열심히 일하면서 즐거움을 얻는 지금이 제일 행복하다. 알 수도 없는, 아무도 모르는 미래에 대해 생각할 틈을 갖지 말자.

실명 위기 벗어난 재벌 부인의 그릿

30여 년 전에 한약방을 하던 강원도 산골 마을의 겨울은 무척 추웠다. 아침에 일어나면 머리맡 자리끼 물이 꽁꽁 얼어 있고 창에는 성에가 하얗게 끼어 있을 때가 많았다. 그런데 오늘이 그때처럼 춥게 느껴진다. 도시 생활 10여 년에 참 많이 약해졌다. 영하 4도에 춥다니…. 추운 날씨 탓인지, 찾아오는 사람이 많지 않았다. 덕분에 반년 만에 찾아온 60대 후반의 부인과 오랫동안 이야기를 나눌 수 있었다.

녹내장은 단순한 눈병 아니다

부인은 5년 전에 엄청난 충격과 스트레스를 받고 한쪽 눈이 실명되었다. 한쪽 눈만 멀었으면 다행인데, 나머지 눈도 녹내장이 심해서 시야가 절반만 보였다. 시신경이 약해지거나 파괴되어 생기는 녹내장은 언제 실명될지 예측하기 힘들다.

남편이 모 재벌그룹의 CEO지만 부귀와 영화를 아무리 거머쥐어도 맹인이 되면 왕관을 쓰고 등산하는 신세나 다름없다. 완전히 실명이 될까 봐 엄청 겁먹은 부인은 전 세계의 유명한 안과 전문의를 찾아다녔다. 그런데 치료 방법이 하나같이 똑같았다. 스테로이드 안약을 쓰다가 실명되면 어쩔 수 없다는 게 공통된 처방이었다.

한의학에도 손을 벌렸다. 중국, 대만에서 명의라고 불리는 사람들은 거의 다 만났다. 중국의 궁중 비방으로 유명한 싱가포르 의사도 만났다. 국내의 한의학 대가들도 다 찾아 다녔다. 무려 5년간 세계에서 유명하다는 의료진을 순례하는 동안, 부인의 눈은 실명을 향해 한 발 한 발 다가가고 있었다.

인간은 기계가 아니다. 자동차 헤드라이트가 망가지면 새 전조등으로 바꾸면 된다. 전조등은 자동차의 전체 기능과 별개다. 타이어가 닳았다고 전조등이 영향을 받지 않는다. 엔진이 나쁘다고 전조등이 나빠지지도 않는다. 엔진은 엔진이고 전조등은 전조등이다. 그러나 인체는 다르다. 당뇨가 심해도 실명이 오고 충격을 많이 받아도 실명이 온다. 당뇨는 결과적으로 건강하지 못한 혈액이 원인이다. 충격은 간과 장을 손상시키고 몸속의 독소를 거르지 못해 신장 기능을 파괴한다.

'애간장을 태운다'는 말이 있다. '애'는 창자고 '간장'은 간을 말한다. 애간장이 타서 간과 장이 손상되면 목이 굳어지고 눈에 영향을 준다. 여러분은 간혹 암담한 상황이 닥치면 눈앞이 뿌옇게 흐리는 현상을 경험했을 것이다. 간 기능이 떨어지면 시력 기능이 즉시 영향을 받는다.

세상에서 유명하다는 치료를 모두 거친 부인은 깊은 절망감에 빠졌다. 그런데 부인이 받은 치료는 거의 다 대증요법對症療法이었다. 대증요법은 원시시대에도 있었다. 눈이 아프면 동물의 눈을 먹고 간이 약하면 동물의 간을 먹고 정력이 떨어지면 동물의 고환을 먹었다.

그러나 IT산업사회가 되고 BT가 일반화되면서 정신과 영혼과 육체를 하나로 보는 견해가 유력해졌다. 인간은 엄청 복잡한 유기체다. 약 60조 개의 세포가 얽히고 정신과 영혼과 육체가 뒤엉켜 더욱 복잡해진 유기체다. 이제는 녹내장을 단순한 눈병이 아닌, 환자의 정신과 영혼과 육체를 패키지로 엮어 살펴봐야 한다.

겨우 상모돌리기 했을 뿐인데

부인은 내가 권한 대로 마시는 음료수를 모두 커피색의 숙냉수로 바꿨다. 속껍질과 씨눈이 살아 있는 곡물로 밥을 지어 누룽지를 만들고 80퍼센트쯤 태워 뜨거운 물로 우려낸 게 숙냉수다. 진한 커피색이나 검은색을 띤다.

예전에 불치병 환자들은 산속의 숯가마를 찾아가 일을 거들며 숯을 먹었다. 일 년쯤 지나자, 절반쯤 되는 사람들이 불치병을 이겨내고 정상인이 된 경우가 있었다. 도시에 수돗물을 공급하는 수자원공사에 제일 많이 들어가는 물품은 클로르칼크나 액체염소가 아니라 숯이다. 이 숯이 물을 정화시킨다. 인체의 70퍼센트는 물이므로 수자원공사처럼 숯 같은 해독제가 필요하다.

그리고 목 위의 병은 근본적으로 목 림프절이 원인이다. 스트레스를 심하게 받으면 제일 먼저 목 림프절이 영향을 받는다. 목 디스크, 어깨 통증, 녹내장 모두 림프절 연고를 바르면서 목 운동을 하면 시나브로 낫는다.

부인은 공진단 추출액을 목 주위와 어깨, 겨드랑이에 바르고 상모돌리기 목 운동을 했다. 일부러 목을 돌리면 어지럽고 목이 아프다. 하지만 남사당패들이 하는 상모돌리기는 몸의 기운을 돌리는 기 운동이다. 우리는 춤은커녕 제대로 걷지도 못하던 남사당패 노인이 상모돌리기를 시작하자, 혈색이 좋아지면서 기운이 생기는 것을 목격할 수 있다.

차는 고위까람과 결명자를 만들어 마셨다. 고위까람은 얕은 연못이나 논두렁에 잡초처럼 많이 자생하는 식물이다. 예전에는 구황식물로도 쓰였다. 별수염풀, 곡정초라고도 하는데, 가을에 줄기와 잎을 말려 사용한다.

부인은 상모돌리기 10분, 출장식 호흡 5분을 하루 세 차례씩 하자, 눈이 밝아지는 것을 느낄 수 있었다. 한 달쯤 지나서 목 운동을 할 때마다 발끝 치기를 10분씩 곁들였다. 날마다 달마다, 눈이 조

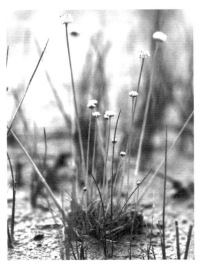
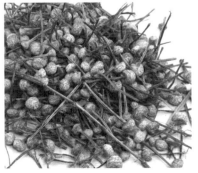

고위까람(왼쪽)은 별수염풀, 곡정초라고도 한다.
풀 전체를 말려 한약재로 쓴다(오른쪽).

금씩 좋아졌다. 반년쯤 지나자, 시력표가 한 단계 더 보였다.

그런데 전혀 기대하지 않은 일이 생겼다. 기억력이 살아났다. 기억력이 엉켜 가물가물해지면서 치매 걱정을 하던 상황이 반전된 것이다. 부인은 항상 경추가 아팠다. 의사로부터 수술을 하라는 말을 수없이 들었는데 이 증상이 사라졌다. 녹내장과 같이 찾아온 어깨 통증도 없어졌다. 비염도 완화됐다. 목 운동 하나가 불치병이나 난치병으로 여기던 녹내장, 건망증, 목 디스크, 어깨 통증, 비염 따위를 다 날려 버린 것이다.

알면 쉽다. 진리는 항상 단순하고 가까운 곳에 있다. 현대의학이 포기했다면 자연의학이 도움을 준다. 그리고 한 가지 더 필요한 게 있다.

'그릿GRIT'이란 단어는 성장Growth, 회복탄력성Resilience, 내적 동기Intrinsic Motivation, 끈기Tenacity의 머리글자를 딴 말인데, 우리말로는 '마음의 근력'으로 풀이한다. 성공이나 성취에 필요한 열정과 근성, 담대함과 낙담하지 않고 매달리는 투지를 뜻한다. 재능보다 노력, 특히 인내의 힘을 강조하는 개념이다.

참는다는 것은 뭘까. 참을 수 있는 것을 참는 건 인내가 아니다. 참을 수 없는 것을 참아 내는 게 인내다. 베스트셀러 《그릿》을 쓴 미국의 심리학자 앤절라 더크워스는 어려움, 역경, 슬럼프 등 한계 상황에 직면했을 때, 한 걸음 두 걸음 버텨내고 목표를 향해 꾸준히 정진할 수 있는 인내력을 '그릿'이라고 정의했다. 이런 마음 자세가 불치병과 싸우는 환자에게도 필요하다.

4

정력을 되살리고 싶은 이들에게

'어우동' 할머니와 밤일 처방 찾는 할아버지

고희를 갓 넘긴 것처럼 보이는 할머니가 찾아왔다. 첫인상부터 부유한 노인에게서 간혹 볼 수 있는 모습이다. 명품으로 휘감은 몸에서는 50대 체력이 보이고 얼굴에는 도화살의 흔적이 엿보였다.

할머니는 요통이 심했다. 병원에서 수술을 권했지만 본인은 수술할 게 아니라고 생각한다면서 나를 찾아온 것이다. 살아온 여정을 듣고 보니 그럴 만했다.

할머니, 이젠 남자를 멀리하세요

할머니의 집은 무척 가난했다. 가난한 집에서 연년생으로 아이들이 줄지어 나왔고 할머니가 첫째였다. 열여섯 살 때 시집을 갔는데, 신랑은 산골 마을에 사는 총각이었다. 고아 출신으로 친정만큼 가난한 집안이었다.

열여덟에 첫 아이를 낳았다. 둘째 아이를 가졌을 때, 남편은 술 취해서 이웃 사람과 싸우다가 죽었다. 둘째를 낳고 억척같이 살았다. 그런데 밤마다 마을 남정네들이 그녀의 집을 방문했다. 거의 모든 사내들이 찾아왔다. 어떤 날은 그들끼리 마주칠 때도 있었다. 소문을 듣고 옆 마을에서도 찾아오는 사내들이 많았다. 그러자 마을 아낙네들이 웅성거렸다. 아낙네들은 그녀를 마을에서 내쫓으려고 했지만 사내들의 방해로 무산되었다. 아낙네들은 그녀를 미워하면서 부러워하기도 했다.

갓 시집 왔을 때는 골골하던 그녀가, 아니 남편 아닌 다른 남정네와 눈길조차 마주치지 못했던 그녀가 '천사장사 어우동'으로 바뀐 비결은 무엇이었을까.

그녀는 혼자서 둘째 아이를 낳고 먹을 게 없자, 출산 때 나온 태반을 삶아 먹었다. 다음날부터 얼굴에서 윤기가 나고 힘이 넘쳤다. 특히 남자관계에서 그 힘이 빛났다. 수많은 남자들이 담장을 넘거나 대문을 열고 그녀의 방으로 들어갔다. 하룻밤을 지낸 남자는 많은 재물을 들고 다시 찾곤 했다. 덕분에 그녀의 재산은 정신없이 불어났다.

10여 년이 지났지만 그녀의 집은 여전히 문전성시를 이뤘다. 친정이든 시댁이든, 바늘 꽂을 땅뙈기 하나조차 없던 가난한 집이었는데, 이젠 마을에서 제일 많은 땅을 가진 부자가 되었다. 그녀는 들어오는 돈을 모두 땅에 투자하면서 시집 올 때 살았던 허름한 집에서 그대로 살았다. 아무도 그녀가 땅을 많이 갖고 있다는 것을 눈치 채지 못했다.

어느 해인가, 마을 한복판으로 큰길이 났다. 그 덕에 그녀는 아주 큰 부자가 되었다. 이때부터 상대는 젊은 남자로 바뀌었다. 세월이 흘러 환갑을 맞았지만 여전히 남자에게 관심이 많았다.

하루는 허리가 무척 아팠다. 병원에서는 디스크로 진단하면서 수술을 권했지만 병원 문을 그냥 나선 길로 나를 찾아온 것이다.

자하거紫河車란 인간의 태반 전체를 가리키는 말이다. 태반 주사의 원조다. 태반은 정혈精血을 돕는다고 하여 동북아시아에서 오래 전부터 약용으로 써 왔고 화장품에도 많이 썼다. 최근에는 돼지 태반을 건강식품으로 많이 쓰고 있다.

예전에는 애완용이 아닌 보신용 개를 길렀는데, 암캐가 새끼를 낳으면 그 태반을 먹었고 새끼와 어미가 건강하게 자랐다. 초식동물인 소는 동물성 음식을 먹지 않지만 암소가 새끼를 낳으면 자기 태반을 먹었다. 아주 먼 옛날, 사람도 아기를 낳으면 산모가 태반을 먹었을 것으로 추정된다. 하지만 돼지 태반 주사를 맞은 여자는 돼지처럼 얼굴에 심술이 생길 수도 있으니 주의해야 한다. 뱀을 많이 먹은 사람의 눈이 뱀처럼 살기를 띠는 것과 비슷하다.

내가 할머니에게 해 준 처방은 간단하다. 남자를 멀리하고 공진단 추출액인 가열순환제 연고를 틈날 때마다 허리에 바르도록 했다. 신장 진액이 고갈됐으니, 이것을 보완하는 허브를 처방해 주면서 발끝 치기 운동으로 서혜부鼠蹊部 림프절을 강화시키는 게 좋다고 권했다. 몇 달이 지나자, 할머니는 전성기의 허리를 되찾았다는 소식을 전해 왔다.

밤을 시끄럽게 만드는 노인 부부

성 능력은 신장 기능과 관련 있을 뿐 남자와 여자의 차이는 없다.

오히려 여자는 상황에 따라 남자보다 몇 배 이상 뛰어나다.

30여 년 전, 강원도 산골에서 한약방을 할 때였다. 방태산 중턱에 암자 하나가 있었는데, 70대 노부부가 관리했다. 암자에는 방이 많았고 40대 떠돌이 스님이 주지 노릇을 했다. 이 스님이 중풍 환자를 몇 명 고쳤다는 소문이 나자, 도시에서 많은 사람들이 찾아왔다.

그런데 문제가 생겼다. 암자를 관리하는 노부부의 합환소리가 환자들의 수면을 방해했다. 일주일에 두 번씩, 노부부의 감창소리가 달빛 아래 조용한 암자를 들썩거렸던 것이다.

당시 75세인 할아범은 대부분의 산골 노인처럼 이빨이 다 빠졌고 체구도 작았다. 부정맥에 해수가 심해서 숨을 쉴 때마다 '그르렁 그르렁' 소리를 냈다. 할아범보다 두 살 많은 할멈 역시 이빨이 다 빠졌고 허리는 꼬부랑 할멈처럼 심하게 굽었다. 다리까지 절었다. 당시 이 연배의 산골 노인들은 심한 중노동과 영양실조로 거의 다 비슷한 모습이었다. 겉보기에는 걸어 다니는 게 신통할 정도의 노부부가 일주일에 두 번씩이나 산천초목이 떠나갈 듯 요란하게 밤일을 하다니…. 한 달이면 거의 열 번을 하는 셈이었다.

서울대보라매병원 비뇨기과 연구팀이 발표한 '한국 여성의 성생활과 태도에 관한 10년간의 간격 연구'에 따르면, 2014년에 30대 여성은 한 달 평균 4.18회, 40대 여성은 3.69회였다. 남자의 평균 횟수도 비슷하다고 본다면, 이 노부부는 도시의 30대 청년들이 4회, 40대 중년이 3.5회를 할 때 무려 10회를 하는 셈이다.

하루는 이 노부부가 허리와 무릎이 아프다고 나를 찾아왔다. 침을 놓기 위해 허리와 허벅지를 보고는 깜짝 놀랐다. 20대의 운동선수처럼 단단하고 굵었다. 완전히 근육질이었다.

이들 노부부는 평생 농사만 짓고 산에 올라가 나물과 약초를 캐며 살았다. 하루 종일 험한 산을 오르내렸다. 해가 뜨면 일어나 일하고 해지면 잤다. 할멈은 열다섯 살에 시집 와서 열여덟부터 애를 낳고 쉰 살에 쉰둥이를 낳았다. 그동안 낳은 애들은 여덟 명쯤 살고 일곱 명쯤 죽었다.

이 노부부만 그런 게 아니다. 이곳 산골에 사는 노인들은 대부분 억세게 일하다보니, 70, 80대인데도 남자들은 여자를 보면 춘심이 동하고 여자들은 갱년기를 몰랐다. 그런데 요즘에는 이런 노부부를 만날 기회가 드물다.

한해 전인가, 비염, 천식, 소화불량, 전립선, 신허부종 따위로 반년 넘게 찾아오던 80대 할아버지가 말했다.

"거시기, 거시기에 좋은 약 좀 지어 줘요."

거시기라니…. 비염인가, 천식인가, 전립선인가. 나는 짐작할 수 없어서 다시 물었다.

"영감님! 거시기라니…. 뭘 말씀하는 거지요?"

"그거요. 그거…."

"그거라니요?"

"거시기…. 밤일…."

80대 노인이 밤일 처방을 찾는 걸 너무 오래간만에 봤다. 같이 온 동년배의 할머니 역시 배시시 웃고 있었다. 노인은 약초 재배를 오랫동안 해 왔기에 이 방면에 해박한 지식이 있었다.

나는 팔미지황탕에 구기자와 녹용을 듬뿍 넣어 처방했다. 처방을 받아 든 노인은 신장과 전립선이 더 좋아져서 할머니를 기쁘게 할 수 있으면 좋겠다고 했다.

야동을 즐겨 보는 노인들

일본 도쿄의대와 게이오의대 교수팀이 65세 이상의 노인 1563명을 대상으로 조사한 연구에 따르면, 인간의 성적 행위를 노골적으로 묘사한 '야동野動'을 즐겨 보는 노인과 독서를 즐기는 노인은 수명에서 차이를 보였다. 야동파 노인이 독서파 노인보다 6~8년 정도 수명이 길었다.

영국의 소설가 E. L. 제임스가 2011년 발표한 《그레이의 50가지 그림자》가 2015년 영화로 제작된 이후부터 성인용품의 판매가 늘었고, 일본 교수팀의 연구 결과가 보도된 다음부터 야동을 즐겨 보는 노인들이 많아졌다고 한다. 또 야동을 즐겨 보는 노인들은 시력과 청력이 좋아졌다는 반응을 보인 반면에, 독서를 좋아하는 노인들은 시력과 청력이 더 나빠졌다고 한다. 야동파 노인들은 대부분 야동이 엔도르핀 분비를 촉진시켜 늙은 세포가 젊은 세포로 바뀌게 한다는 임상 결과에 수긍했다는 것이다.

그렇다면 여자들도 야동을 좋아할까.

고대로부터 현대 사회까지의 성 담론을 정리한 《에로틱 세계사》에 따르면, 베네틱토회 수녀원장 힐데가르트 폰 빙엔(1098~1179년)은 이렇게 말했다.

"여자 나이 열두 살이 되면 음란한 상상을 하며 욕정을 느낀다. 여자의 성욕은 70세가 되어야 줄어든다. 따라서 70세 이전에는 침대에서 즐거움을 누릴 수 있다."

영화 '위대한 계시'는 80세까지 살았던 당대 최고의 교회학자이자 음악가, 작가, 의학자 등으로 살아온 그녀의 일대기를 그린 영화다. 그녀는 2012년 교황 베네딕토 16세가 시성하여 성인 반열에 올랐다.

포유동물은 죽기 직전까지 섹스를 한다. 인간에 가장 가까운 침팬지는 거의 60년을 사는데, 죽기 전까지 짝짓기를 하고 출산을 한다. 포유류 가운데 폐경기가 있는 동물은 세 종류뿐이다. 범고래, 쇠고래, 그리고 여자다. 이들에게 폐경기가 있는 이유는 더 나은 진화를 위한 것이다. 늙어서 애를 낳는 것보다 손자를 돌보는 게 효과적이기 때문이다. 하지만 폐경기는 섹스가 끝나는 시점을 뜻하는 게 아니다.

흔히 70대쯤 되면 그저 노후를 즐기는 게 바람직한 삶이라고 말한다. 과연 노는 게 즐기는 것일까. 제 밥벌이를 못하는 동물은 죽을 수밖에 없다. 그래서 동물은 죽기 직전까지 사냥하고 짝짓기를 한다. 포유류인 인간도 다른 동물처럼 죽는 날까지 섹스를 하는 게 정상이다.

밥벌이와 섹스 능력은 건강한 삶의 양대 축이다. 이 두 가지를 할 수 있는 체력과 정서를 유지하도록 운동하고 섭생하고 야동을 보자. 그렇다고 온종일 야동만 보면 삶이 황폐해진다. 맑은 날만 계속되면 사막화 되는 것처럼.

로마 검투사와 70대의 변강쇠 노인

영화에 등장하는 로마시대 검투사들은 하나같이 힘 있고 우락부락하고 탄탄한 근육질 몸매를 자랑한다. 그런데 그들의 식생활이 적힌 기록을 보면 우리의 상식과 많이 다르다. 거의 다 채식주의자였다. 그래서 당시 로마 사람들이 잘 먹지 않던 보리를 먹는다고 해서 '보리 먹는 사람들'이란 뜻의 호르데아리*Hordearii*라고 불리기도 했다.

풀떼기만 먹고도 과연 그런 힘을 낼 수 있는지가 궁금했던 과학자들이 1993년 에페소스에서 발굴된 한 검투사의 유골을 분석했다. 그 결과, 기록과 상당히 부합하는 결론이 나왔다. 검투사들은 거의 대부분 채식만 했던 것으로 나타난 것이다.

그렇다면 검투사들이 노예 신분이거나 가난해서 채식만 했을까. 그렇지 않다. 당시 로마에서는 귀족 부인들이 검투사와 바람을 피워 사회적으로 문제가 될 정도로 검투사들은 인기가 많았다. 고기만 먹는 남편과 지내던 귀족 부인들이 채식 위주로 식사하는 검투

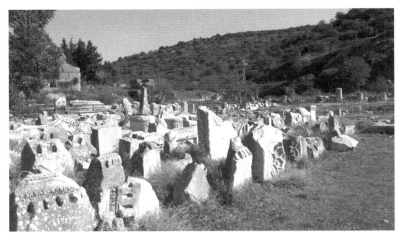

터키 서부 연안에 위치한 에페소스에서 1993년 발견된 로마시대 검투사들의 공동묘지.

사를 미치게 좋아한 진짜 이유는 간단하다. 커다란 스테이크를 먹으면 밤에 거시기가 말랑한 젤리처럼 되지만 부드러운 샐러드를 먹으면 돌 방망이가 된다. 이는 현대의학의 연구 결과이기도 하다.

채식만으로 피부병과 정력을 잡다

로마 검투사처럼 채식 위주로 식단을 꾸린 덕분에 젊은이 못지않게 정력이 넘친다는 70대 노인을 보자. 내가 한약방을 하던 강원도 산골로 찾아왔을 때 일러준 처방을 30여 년간 그대로 따르고 있는 노인이다.

격투기 선수로 평생 운동하는데 시간을 보낸 그는 나름대로 성공하여 편안한 삶을 살았다. 그런데 남한테 밝히기 힘든 두 가지의 고민이 있었다. 하나는 피부질환이었다. 태어날 때 태열로 고생했지만 이내 괜찮아졌는데, 운동을 시작하면서부터 아토피성 피부염이 따라다녔다. 운동 선수로 성공해야 한다는 강박증으로 스트레스가 쌓이자 피부병은 더 심해졌다. 이름 있는 병원을 성지 순례하듯 다녔고 한센병 환자들이 먹는 약도 먹었다. 동물병원에서 주는 지독한 피부병 약도 먹었지만 아무런 소용이 없었다. 피부병은 눈에 보이는 피부 치료보다 면역체계를 바로 잡는 게 관건이라는 것을 몰랐던 것이다. 스트레스를 심하게 받으면 독성 물질이 생겨 면역력을 떨어뜨린다는 점도 간과했던 것이다.

그에게 스트레스를 가중시킨 또 하나의 고민은 정력이었다. 열 명을 이길 수 있는 체력을 가졌지만 정작 본인 체중의 절반도 안 되는 아내를 이길 수 없었다. 그의 체중은 120kg, 아내는 45kg이었다. 잠자리에서는 한없이 작은 남자가 될 수밖에 없었던 그는 정력에 좋다는 건 거의 다 찾아 먹었다. 육식이건 건강 기능식품이건 가리지 않았다. 하지만 하루 10시간 운동을 해도 적절한 식품 섭취가 안 되면 혈관에 이상이 생기고 신장 기능이 약해져 발기에 문제가 생긴다는 것을 몰랐다. 자기가 보고 싶은 것만 보고 듣고 싶은 것만 듣는 함정에 빠졌던 것이다.

30여 년 전, 그가 강원도 산골로 찾아왔을 때, 나는 신장과 폐를 튼튼하게 하는 처방을 하고 출장식 호흡을 권했다. 특히 로마 검투사를 머릿속으로 그리면서 걷고 호흡하도록 했다. 무엇보다도 따뜻한 숭늉을 수시로 마시되, 식물성 식품으로 식단을 꾸려 배고플 때만 적은 양을 천천히 씹어 먹도록 했다. 고기는 물론 가공육도 가급적 먹지 말라고 당부했다.

세계보건기구는 햄, 소시지 등 가공육이 담배나 석면만큼 몸에 해로운 1군 발암물질이라고 지정했다. 2015년 국제암연구소는 매일 50g의 가공육을 먹으면 대장암, 직장암에 걸릴 위험이 18퍼센트씩 높아지고 매일 100g의 붉은 살코기를 먹으면 대장암 발생위험도가 17퍼센트 올라간다고 했다.

6개월 후, 그의 피부는 정상이 되고 하체는 건강한 20대의 젊은이로 돌아왔다. 30여 년이 지나 70대 중반이 된 요즘에는 운동량을 한 시간 내외로 줄였지만 10시간 운동을 할 때보다 더 건강한 생활을 하고 있다고 전한다. 30여 년 전에 내가 했던 말을 귀담아듣지 않고 무시했던 친구들은 거의 다 죽었거나, 죽은 것보다 더 나쁜 몸으로 하루하루를 버티고 있는데….

섹스 없으면 건강도 없다

이 노인과 비슷한 행보를 걸은 사람이 또 한 명 있다. 스스로 변강쇠라고 자부하는 인물이다. 70대 후반인데도 한 살 아래인 부인과 일주일에 두 번씩 부부관계를 갖는다고 자랑한다. 부인도 역시 50대로 착각할 정도의 외모와 건강을 유지하고 있다.

부인은 대학에서 신학 강의를 하다가 정년퇴직을 했다. 그 역시 신학을 전공했지만 요즘에는 목회 활동 대신 노인대학에서 건강에 대한 강의를 하고 지낸다.

'부인병은 섹스의 결여 때문이다.'

'성인 여자들의 냉, 대하, 요실금 따위는 적절한 섹스가 최고의 처방이다.'

'숨 쉬는 한, 섹스는 가능하다. 80대 여인도 할 수 있다.'

섹스가 없다면 건강도 없다는 그의 좌우명은 40대부터 터득한 경험이었다. 부모님이 영국에 몇 년간 머무를 때 태어난 그는 세상에 나오면서 태열로 고생했다. 병원에서는 아토피라면서 항생제를 잔뜩 처방했고 피부는 엉망이 되고 말았다. 세 살 때, 한국에 돌아오자 할머니가 말했다.

"그냥 태열이야. 애들은 다 있어. 놔두면 없어져. 아무거나 먹고 흙바닥에서 뒹굴면 자연히 낫게 돼 있어."

초등학교에 들어갈 즈음, 저절로 정상적인 피부가 되더니 중학생 때부터 지루성 피부염으로 다시 고생했다. 친구들과 어울리지 않고 공부와 독서에만 매달렸다. 성인이 되자, 이번에는 건선 증세가 왔다. 심해졌다가 나아졌다가를 반복하면서 참고 견뎠다. 비슷한 증세로 고생하는 여자를 만나 결혼했지만 잠자리가 즐겁지만은 않았다. 데면데면하게 지내는 20여 년 사이에 아이가 둘 생겼다.

40대 중반쯤 되던 어느 해였다. 하루는 30대 초반의 젊은 연인들처럼 아내와 짱짱하게 지낸다는 동갑내기 친구와 이런저런 이야기를 나누다가 건강 문제와 부부관계가 화제에 올랐다. 섹스가 자신의 건강 비결이라고 말하는 친구는 아내와 일주일에 세 번 정도를 한다고 했다. 30대에는 네 번 이상 했다는 것이다.

"아침에 발기가 안 되는 놈은 돈도 빌려주지 말라는 속담이 있잖아. 매사에 의욕 없고 소극적인 놈이란 뜻이지. 신장이 약하기 때문이야. 신장은 몸의 대들보인데, 이게 시원찮은 놈은 사업이고 뭐고 다 허름하게 해. 우선 신장이 좋아져야 돼. 그러면 섹스도 잘할 수 있고 피부병도 없어지지."

내가 보기에도 그 친구는 피부병 치료의 핵심을 제대로 꿰뚫고 있었다. 피부병은 혈액이 깨끗해야 사라지는 병이다. 혈액이 깨끗해지려면 신장에서 몸속에 있는 독소나 불순물을 배출하고 깨끗한 피를 생산하여 혈관으로 보내야 한다. 한마디로 신장부터 튼튼해야 한다. 신장이 튼튼하면 피부병도 사라지고 정력도 좋아진다. 남자는 죽는 날까지 자손을 만들 수 있고 여자는 일흔이 넘어도 운우지정雲雨之情을 즐길 수 있다.

정력을 높여 주는 끝판왕

그는 친구의 조언에 따라 신장 기능이 좋아지게끔 노력하는데 힘을 쏟았다. 어려서부터 신장병, 피부병으로 고생하던 아내도 함께 했다. 숭늉을 자주 마시고 짜거나 자극적인 음식은 철저하게 피했다. 신장에 도움이 되는 과일, 채소 위주로 식사하면서 오래 묵은 간장, 고추장, 된장을 구해다 먹었다. 이러한 식습관은 70대인 지금까지도 계속되고 있다.

친구의 말대로 신장이 좋아지자, 피부염이 사라졌다. 잠자리도 즐거웠다. 늦게 배운 도적질이 더 무섭다는 말이 있는데, 이때부터 그는 본격적으로 성 기능 향상에 대한 공부를 시작했다, 원래 공부라면 자신 있는 탓에 반년쯤 지나자, 친구 못지않게 성에 관해 박학다식한 변강쇠가 되었다.

변강쇠가 되는 기공의 마지막 단계는 무엇일까.

그는 비방을 찾아다녔다. 하지만 인도, 네팔, 중국, 대만, 일본의 고수들은 방법을 알려주지 않았다. 어느 날, 일본에서 발행된 잡지를 보다가 우연히 눈에 띈 게 있었다. 거시기에 추를 매달고 버틴다는 80대 노인이 이틀에 한 번씩 섹스를 한다는 기사였다.

남자는 생식기 운동이 필수다. 아내를 다섯 명까지 둘 수 있는 무슬림 남자에게는 정력 관리가 절대적이다. 사우디아라비아 남자들은 뙤약볕에 뜨거워진 모래로, 리비아 남자들은 검은 자갈로 거시기를 마사지한다고 한다. 나라마다, 사람마다 방법은 다르다.

그는 부인과 함께 날마다 아침저녁으로 30분씩 발끝 치기를 한시간가량 했다. 이어 상모돌리기 목 운동을 30분간 하면서 혀 내밀기, 얼굴 근육 움직이기 등을 겸했다. 또 틈틈이 양 발바닥을 막대기로 때렸다.

발바닥 때리기는 동상례東床禮라 하여 우리 전통혼례의 한 풍습이기도 하다. 혼례를 치르고 본가로 갔다가 신부 집에 다시 오면 신랑 친구들 또는 신부 친지들이 신랑을 거꾸로 매달고 발바닥을 때렸다. 여러 가지 의미가 담겼지만 첫날밤을 멋지게 보내라는 뜻도 포함되었을 것이다.

발바닥을 자극하면 신장 기능이 활성화된다. 반대로 발바닥 혈관의 흐름이 약해지면 굳은살이 생기면서 발바닥이 딱딱해진다. 통풍도 생긴다. 이럴 때 오래 걸으면 발바닥에 압력이 가해지면서 점점 더 굳어진다. 막대기로 굳은 발바닥이 풀리도록 자극을 가하는게 바람직하다.

그는 음식을 가리지 않고 아무거나 먹었지만 유독 물만은 골라먹었다. 밥을 먹고도 꼭 진한 숭늉을 한 대접씩 마셨다. 숭늉이 깨끗한 혈관을 유지하는 최고의 명약임을 일찍부터 깨닫고 30여 년간지켜 온 식습관이다.

신부전증 환자는 뭘 먹어야 할까

잘못된 만남

총각 시절, 여자들에게 인기 많았던 남자가 있었다. 행정고시에 합격하고 사무관으로 공무원 생활을 시작한 남자는 술을 마시다가 마음이 맞는 여자가 있으면 함께 밤을 즐기곤 했다. 한번 즐겼던 여자와는 다시 만나지 않는다는 나름대로 원칙을 지키면서 많은 여자들을 만났다.

어느 날, 남자가 근무하는 정부종합청사로 아주 천박스럽게 생긴 여자가 찾아왔다. 누군지는 잘 기억나지 않았다.

여자가 말했다.

"당신 애를 임신했는데, 4개월이나 됐어요."

남자는 곰곰이 여자를 뜯어봤다. 몇 달 전, 술 먹고 잠자리를 같이 했던 기억이 떠올랐다. 여자가 앙칼스럽게 말했다.

"같이 살든가, 아니면 여기서 내가 칼 물고 죽든가…."

그날부터 남자는 여자와 동거생활을 시작했다. 내키지 않았지만 어쩔 도리가 없었다. 거절하면 사무실로 들이닥칠 게 뻔해, 달리 뾰족한 방도가 없었다.

반년쯤 지나고 여자가 아이를 낳았다. 머리통이 큰 사내아이였다. 남자를 많이 닮았다. 주위에서는 다들 장군감이라고 했다. 남자는 아이 생각에 여자와 정식으로 결혼식을 올리고 혼인신고를 했다. 이때부터 고분고분하던 여자가 표독스럽게 변했다. 툭하면 남편에게 대들고 꼬집고 할퀴었다. 남자가 조금만 손을 대도 경찰에 신고하고 폭행을 당했다고 우겼다.

지옥 같은 세월을 보내면서 남자는 사무관에서 서기관으로 승진했다. 그 사이에 딸 쌍둥이가 태어났다. 아빠의 큰 머리통을 닮고 엄마의 못생긴 얼굴을 닮았다. 그렇게 원수같이 지내면서도 애를 만들다니…. 남녀 사이란 참으로 불가사의한 일이었다.

세월이 갈수록 여자는 더 악랄하고 독종으로 변했다. 도박을 하고 술에 취하고 밤에는 남편을 할퀴고…. 남자가 큰소리로 야단쳐도 파출소에 폭행을 당했다고 신고했다.

결국 남자는 스트레스로 쓰러졌다. 심부전증이 생겼다. 부정맥이 심하게 왔다. 맥박이 7~9회 뛰다가 한번 멈추는 부정맥이 온 것이다. 신부전증도 같이 왔다. 온몸이 붓고 얼굴은 검은빛이 되었다. 고성능 핵무기였던 그의 하체는 고장 난 물총처럼 되고 말았다. 여자는 수놈 구실을 못한다고 더욱 업신여겼다.

여자는 대놓고 바람을 피웠다. 집을 은행, 제2금융권, 사채업자에게 잡히더니, 아예 가출해 버렸다. 몇 달이 지난 뒤, 여자가 연락을 해 왔고 두 사람은 이혼을 했다.

인간의 뿌리는 신장이다

어느 날, 남자는 퇴근하다가 길에서 졸도했다. 마침 지나가던 여인이 병원으로 데려갔다. 그와 비슷한 연배의 여자였다. 남자는 거의 한 달 만에 의식을 되찾았다. 그동안 그 여인이 곁에서 하루도 쉬지 않고 간병해 왔다는 사실을 알았다.

여인의 남편은 알코올 중독자였다. 날마다 술 취해 부인에게 주먹을 휘두르다가 가출해 버린 상태였다. 남자가 의식을 회복한 날, 여인은 한 통의 전화를 받았는데, 가출한 남편이 교통사고로 죽었다는 소식이었다.

두 사람은 자연스럽게 같이 살았다. 하지만 신부전증은 호전되지 않았다. 몇 년간 병원을 들락거리며 치료했지만 병세는 점점 악화되었다. 우연찮게 《누우면 죽고 걸으면 산다》는 책을 본 남자가 나를 찾아왔다. 그동안 살아온 이야기부터 담담하게 들려주는 그의 눈가가 촉촉이 젖었다.

모든 생명체의 기본은 뿌리다.

1945년 8월 6일 일본 히로시마에 원자폭탄이 떨어졌다. 그 주위의 동식물이 모두 전멸했다. 하지만 다음해에 땅을 비집고 올라오는 싹이 있었다. 싹은 잎이 되고 꽃을 피웠다. 뿌리가 튼튼한 식물은 이렇듯 생명력이 질기다.

인간의 뿌리는 신장이다. 신장이 튼튼하면 깨끗한 혈액이 온몸을 돌고 독소가 빠져 나간다. 신장이 약하면 독소가 몸속에 가득차서 피는 탁해지고 온몸이 붓는다. 신장 기능을 살리려면 먼저 몸속의 독소부터 없애야 한다.

그는 내 처방대로 식단을 새롭게 꾸렸다.

먼저 숭늉을 수시로 먹었다. 통귀리, 통밀, 현미, 통보리 따위의 곡물로 밥을 지은 다음에 80퍼센트쯤 태워 누룽지를 만들었다. 그리고 누룽지를 부셔 뜨거운 물로 커피 내리듯 검은색 숭늉을 만들어 마셨다. 다음으로 산사, 백모근, 백출, 옥촉서, 금앵자, 백복령, 택사, 저령, 생강, 계피, 마치현 따위를 같이 넣고 진하게 끓여 수시로 마셨다. 소변이 시원치 않게 나오면 백모근, 저령, 택사, 백복령 따위를 많이 넣었다.

염분과 당분 섭취를 줄이고 담백한 식단을 꾸렸다. 속청과 황태 콩을 물에 불려 싹이 1cm쯤 자라면 삶아 먹었다. 납두와 대두황권 역시 많이 먹었다. 누런 콩을 1cm쯤 발아시킨 대두황권은 우황청심환에도 들어가는데, 해독 기능이 좋고 면역력을 높여 주는 식품이다. 일본인들은 콩을 발효시켜 실들이 많이 생긴 납두(낫토)를 최고의 면역식품으로 여긴다.

일 년쯤 지나자, 얼굴에서 붓기가 빠지고 검은색이 걷혔다. 다시 일 년이 지나자, 건강한 신장의 소유자가 되었다. 신장지수가 정상이 되고 부정맥이 사라졌다. 곡식이나 약초 따위의 음식으로 병을 이겨 낸 것이다.

허준은 동의보감에서 음식과 약의 근원, 즉 뿌리는 같다는 뜻으로 '약식동원藥食同源'이라고 했다. 히포크라테스 또한 '음식으로 고칠 수 없는 병은 약으로도 고칠 수 없다. 음식이 약이 되게 하고 약이 음식이 되게 하라'고 했다.

건강 장수의 첫걸음은 올바른 음식의 선택이고 불치병 치료의 첫걸음도 똑같다고 믿는 선배가 있다. 쓰라리고 고된 세상살이를 겪으면서 85년의 세월을 보낸 선배다. 함께 여행을 다니지만 존경하는 선배이기도 하다. 아등바등 살았던 선배의 친구들은 오래 전에 세상을 떠났거나 요양병원에서 죽을 날만 기다리고 있다. 하지만 선배는 아직도 튼튼한 자연산 치아를 갖고 있다. 상한 이빨도 없다. 히말라야 트레킹을 다녀도 힘이 남아도는 노익장을 과시한다. 음식에 대한 선배의 지론을 보자.

동물성 식품을 멀리하라

먼저 동물성 음식은 생선이건 뭐건, 다 몸에 해롭다. 인간은 간혹 사냥을 해서 고기를 먹었지만 주로 채소와 과일, 곡식을 먹으면서 50만 년을 살아 왔기 때문에 호모사피엔스가 먹던 음식이 바로 인간이 먹어야 할 식품이란 이야기다.

현대인은 오래 살긴 하지만 고통스럽게 오래 산다. 왜 그럴까. 나쁜 음식이 혈관을 망가뜨리기 때문이다. 인간은 25퍼센트가 심장병, 27퍼센트가 암, 10퍼센트가 심장마비, 5퍼센트가 당뇨로 죽는데, 모두 동물성 식품이 혈관을 망가뜨려 생긴 병이다. 알츠하이머병 역시 혈관 때문에 생기는 질환이다.

따라서 식단을 짤 때 동물성 식품을 멀리하고 채소, 과일, 곡물 위주로 마련하는 게 좋다. 생선도 마찬가지다. 유제품도 동물에서 왔다. 계란이나 우유, 버터, 치즈도 다 동물의 몸에서 나왔다. 식물성 기름 역시 해롭다. 가급적 적은 양의 기름을 먹는 게 좋다.

제2차 세계대전 당시 히틀러에 점령당한 노르웨이의 경우가 그 좋은 사례다. 히틀러 치하에서 노르웨이 사람들은 엄청나게 고생했다. 노르웨이에서 생산되는 모든 고기를 독일로 가져가는 바람에 고기는 물론, 우유나 버터, 치즈, 햄, 계란 따위도 먹기 힘들었다.

그런데 아이러니하게도 4년간 계속된 이 고난의 세월에 노르웨이의 병원, 약국들은 심한 불경기를 겪었다. 왜냐하면 동물성 단백질을 먹지 않고 음식을 적게 먹자 심혈관질환이 사라진 것이다. 소화불량, 우울증, 당뇨, 고혈압, 디스크, 두통 등도 사라졌다. 건강해진 것이다.

산속에서 식물성 위주의 자연식으로 사는 사람들이 건강하게 장수하는 이유도 마찬가지다. 바로 밥과 채소, 산나물, 그리고 전통 발효된 고추장, 된장, 간장을 먹는 데 있다. 물론 이런 식생활은 시장에서 노점상을 하면서 살아도 가능하다.

선배는 말한다.

"불치병 환자가 죽기는커녕 멀쩡한 사람으로 환골탈태한 모습을 종종 볼 수 있는데, 그들은 다 식물성 음식을 먹고 죽음을 겁내지 않았기 때문이다."

음식도 중요하지만 죽음을 두려워하지 않는 정신력 또한 건강 장수의 비결이란 이야기다. 맞는 말이다. 선배의 튼튼한 몸과 치아가 이를 반증한다. 선배는 독립투사의 고명딸로 어렸을 때부터 감옥에 있는 부친을 따라 여기저기 다녔다. 그때 부친으로부터 자주 들었던 가르침이 있단다.

'죽음을 두려워하면 삶도 두려워진다.'

'조금 무리하게 살아라. 몸이 고달파야 마음이 편안하다.'

신장질환 치료에 대한 근본적 이해

현대의학이 못 잡는 혈뇨

소변에서 피가 많이 나오는 걸 보니, 이젠 수명이 다 된 것 같다는 황 회장이 딸과 함께 병원을 찾았다. 3년 전에 신장, 방광, 뼈에 암세포가 있다는 진단을 했던 병원이다.

진찰을 마친 의사가 말했다.

"수술을 하시는 게 좋겠습니다."

"수술을 하면 낫나요?"

"아닙니다. 이 수술은 치료용이 아닙니다. 암세포가 커지면 죽을 때 통증이 엄청 심합니다. 아프지 않고 죽는 것을 목표로 하는 수술입니다."

이어, 꽤나 진지한 말투로 조용히 말했다.

"수명 연장을 위한 수술은 아무런 의미가 없습니다. 다만 통증 완화에는 도움이 되지요. 전체적으로 보면 그냥 놔두는 게 더 현명

할 듯싶습니다."

의사는 동행한 딸을 따로 불렀다.

"내가 아까 한 말의 뜻을 알겠습니까? 부친은 몇 달밖에 사시지 못할 테니 준비하시는 게 좋을 것 같습니다."

그의 형님도 같은 병이 있었다. 동생보다 큰 회사를 운영하던 형님은 세계에서 제일 유명하고 비싼 미국 텍사스의 병원으로 갔다. 국내 의료진이 만류했지만 마이동풍이었다. 그는 수술하고 귀국하기도 전에 죽었다. 당시 그의 나이는 78세였다.

주위에서 수군거렸다.

'돈이 없었으면 그렇게 허망하게 죽지는 않았을 텐데….'

형님과 마찬가지로 그도 큰 회사를 갖고 있고 세계 곳곳에 지사가 있다. 그는 식이요법, 단식 등 여러 가지 대체의학부터 찾아다녔다. 모스크바 지사에서는 웅담을 잔뜩 보내왔고, 중국 지사에서는 비방 약과 진사향을 보내왔다. 세상에서 제일 좋다는 약을 다 구해먹었다. 하지만 계속 혈뇨가 나왔다. 미국 최고의 병원을 찾아가 검사하고 처방한 약을 먹어도 혈뇨는 잡히지 않았다. 결국 전 세계의 모든 의학이 몽땅 출동해도 그의 혈뇨는 요지부동이었다.

그가 마지막이란 심정으로 나를 찾아왔다.

"내가 무슨 패전처리 전문 투수냐? 전 세계를 다 돌아다니고 마지막에 찾아오다니…. 감기 치료약도 없는 게 현대의학의 현주소야. 현대의학을 너무 탓하지 말게."

나는 그에게 혈뇨가 나오지 않게 하는 약을 처방해 주었다. 마침내 혈뇨가 멈췄다. 그때부터 내 말을 좇아 양생에 힘쓰자, 다시 젊은이 못지않은 건강한 노익장이 되었다.

한의학과 오행론

중국의 서유기를 보면, 삼장법사, 저팔계, 손오공, 사오정 등 넷은 서로 아옹다옹하는 관계다. 저팔계는 여자와 음식을 탐하고 애교와 질투가 많다. 손오공은 천상과 지상을 오가는 도술 실력이 뛰어나고 성질이 불같다. 그런데 구도자인 삼장법사는 늘 저팔계 편을 들고 손오공을 구박한다.

구도자의 판단력이 왜 이리 엉망진창일까.

많은 학자들이 이해할 수 없는 이 구도를 연구했다. 그 결과, 오행의 관점에서 해답이 나왔다. 삼장법사와 저팔계는 오행상 서로 상생의 관계였고 삼장법사와 손오공은 오행상 서로 상극의 관계였던 것이다.

한의학은 음양오행에 토대를 두고 있다. 오행은 '목, 화, 토, 금, 수' 등 다섯 개의 영역이다. '수' 영역에는 신장, 방광, 전립선, 난소, 자궁, 요추, 좌골 따위가 포함된다. 바꿔 말하면 이 모두가 '수' 집합에 들어가는 것이다. 여기서 집합이란 같은 성질의 성분을 하나의 체계로 모은 것을 말한다.

한의학은 인체의 특정 장기가 자동차 부품처럼 혼자 존재한다고 보지 않는다. 오행의 요소들이 서로 돕고 서로 견제한다는 입장에서 인체를 살핀다. 사람의 몸이 유기체라고 말은 어느 부위에 잘못이 있을 때, 그 부위만 들여다보는 것이 아니라 그 부위와 관련된 모든 부위를 고려해야 한다는 점을 말해 주는 것이다.

내가 황 회장의 혈뇨를 멈추게 한 것은 단지 신장 기능의 이상만 치료한 게 아니다. 상생상극에 원리에 입각해서 '수' 집합뿐만 아니라 그것과 상생인 '금' 집합도 살피고 상극인 '토' 집합도 배려했다. 상생과 상극, 그리고 음양허실을 살펴 인체의 균형을 맞춰 치료하는 게 한의학이다.

요즘 강장제와 강정제가 건강보조 약품으로 인기다. 강장강정제도 마찬가지다. 강장强壯은 창자 기능을 강하게 하는 것이고 강정强精은 신장의 기능을 강화시키는 것이다. 신장의 기능이 강하면, 즉 강장강정이 되면 인체는 건강한 상태다. 소변이 힘차게 나오고 색깔이 생수와 비슷하다면 더 이상 건강에 대해 신경 쓸 필요가 없다.

황 회장은 혈뇨가 멈추고 2년 동안 에베레스트와 안나푸르나 베이스캠프를 방문했다. 국내에서는 설악산, 지리산, 한라산을 등반하고 백두대간을 오르내렸다.

얼마 전, 19시간 비행하는 해외여행을 떠났다. 대규모 사업 프로젝트와 관련된 여행이었다. 가기 전날, 다시 혈뇨가 나왔다. 긴장한 탓이었다. 나는 새롭게 약을 처방하고, 그는 보름치 약을 갖고 떠났다. 다행히 현지에 있는 보름 동안 혈뇨가 전혀 없었다.

그런데 귀국한 다음날부터 혈뇨가 다시 심하게 나왔다. 병원에서는 수술 날짜부터 잡자고 했지만 나를 다시 찾아왔다.

"외국에서 보름간 멀쩡한 신장이 국내에 오자마자 말썽을 부린다면 구조적 결함보다 정신적인 면에 원인이 있는 거다. 곰곰이 생각해 봐라."

다시 약을 처방했다. 화학공학을 전공한 그는 약을 먹은 뒤 4시간마다 소변을 비커에 받아 비교했다. 처음에는 빨간색이었고 4시간 지나 약을 먹은 뒤 받은 소변 색깔은 붉은색이었다. 다시 4시간 후에는 노란색이었다. 또다시 4시간이 지나자 정상적인 소변 색깔이 나왔다. 약을 네 번 먹고 16시간이 지나자 정상이 된 것이다.

그는 다시 희망을 품었다. 소변 색깔이 건강의 지표였다. 소변을 볼 때마다 피가 콸콸 쏟아진다면 어느 누가 담담할 수 있겠는가.

혈액투석 두려운 신장병 환자

고혈압, 당뇨가 있다는 진단을 받고 체중을 줄이라는 의사 말대로 몸 관리를 해 오다가 혈액투석 이야기까지 들었다는 50대 초반의 김 상무가 찾아왔다. 대기업의 임원으로 있는 그는 체중을 줄이려고 사무실이 있는 25층까지 걸어서 오르내렸다. 식이요법도 충실히 지켰다. 그런데 일주일에 서너 번씩 있는 회식 자리는 피할 수 없었다. 회식은 업무의 연장이었다.

어느 날, 술을 많이 마시고 의식을 잃었다. 응급실에서 의사는 더 이상 무리하면 신장이 나빠져 혈액투석이 필요할지 모른다고 했다. 고위 공무원이었던 그의 부친은 50대 때 혈액투석을 받고는 삶의 질이 엉망진창이 되자 퇴직하고 말았다. 그 뒤, 불과 7년 만에 세상을 떴다.

요즘 고혈압과 당뇨병이 늘어나면서 만성신장병 환자가 많아졌다. 이들은 대부분 혈액투석 환자가 된다. 2018년 건강보험에서 지출 1위가 혈액투석일 정도로 혈액투석 환자가 급증하고 있다.

고혈압과 당뇨는 혈관 내 압력을 높여 혈관을 망가뜨린다. 그리고 혈액 속 노폐물을 걸러 내서 소변으로 배출하는 신장이 고장 나면 혈액투석을 해야 한다. 혈액을 몸 밖으로 뽑아내 노폐물을 거른 뒤에 다시 넣어야 한다.

그가 말했다.

"제 나이 쉰셋입니다. 한창 일할 나이가 아닙니까? 지금 혈액투석을 하면 죽은 목숨이 됩니다. 미국 병원에서 전문의로 있는 딸도 이식이나 투석 외에 신장을 살리는 방법이 없다고 하더군요. 그런데 미국에서 의사로 일하는 친구가 선생님을 소개했습니다."

한 해 전, 나는 의사들과 함께 일본을 여행한 적이 있었다. 일행 중에는 미국에서 온 한국인 의사가 있었는데, 바로 그의 친구였다는 이야기다.

"한약은 보약이라던데, 신장병도 고칠 수 있나요?"

일본 여행 당시, 그 친구 의사가 내게 했던 질문이었다. 그런데 똑같은 질문을 그 역시 내게 했다. 그 또한 친구 의사와 마찬가지로 피토테라피에 대해 편견을 갖고 있었던 것이다. 나는 다시 한 번 한약에 대해 설명했다.

"한약은 몸의 균형을 잡아 주는 면역력에 초점을 맞춥니다. 음과 양의 조화가 핵심이지요. 면역력이 뭡니까? 고약한 역병을 면하게 하는 힘이 아니겠어요. 피를 걸러 주는 신장을 싱싱하게 만들려면 우선 피가 깨끗해야 합니다. 인체의 60~70퍼센트가 물이고 혈액의 50퍼센트가 물입니다. 얼마나 좋은 물을 얼마나 많이 마시느냐가 피를 깨끗하게 하는 첫 번째 관건이 됩니다. 물을 많이 마실수록 좋다고 하지만 신장이 거르지 못하면 몸이 붓습니다. 그래서 숭늉을 먹는 게 좋습니다. 숭늉은 몸속의 독소를 없애고 이뇨 작용이 가장 큰 최고의 물입니다. 신장 기능을 도와 배설을 시원하게 하지요. 쫄쫄거리는 오줌발이 분수처럼 뿜어져 나옵니다. 숭늉을 먹으면서 이뇨 작용이 활발한 오령산이나 좌귀음, 우귀음, 육미지황탕 등을 알맞게 쓰면 더 좋은 결과가 나옵니다. 이 처방들은 약이라기보다 음식에 가깝습니다. 식약동원食藥同源이란 말도 있지 않습니까?"

환자라는 사실을 잊고 사는 용기

나는 김 상무에게 10여 년 전부터 소변에서 피가 폭포처럼 쏟아져 나오던 신장병 환자가 지금까지 건강하게 지내고 있는 임상 사례를 들려줬다. 또 전립선암 말기로 3개월 시한부 인생이란 판정을 받았지만 아직껏 4년째 살아 있는 의사 이야기도 했다.

중요한 것은 두 사람 모두 자신이 환자라는 사실을 애써 잊고 살아간다는 점이다. 소변에서 혈뇨나 단백뇨가 안 나오고 소변을 시

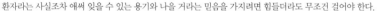

환자라는 사실조차 애써 잊을 수 있는 용기와 나을 거라는 믿음을 가지려면 힘들더라도 무조건 걸어야 한다.

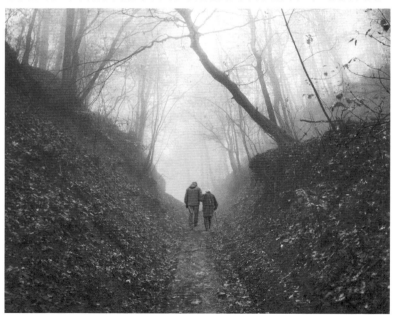

원하게 볼 수 있고 통증이 심하지만 않다면 환자가 아니라고 생각한다는 것이다. 암세포가 전신에 퍼져 있더라도 밥 잘 먹고 잠을 잘 자면 그것으로 족하다는 믿음과 용기를 가졌기 때문이다.

김 상무가 첫 번째로 가져야 할 것 역시 용기다.

우리 주위를 보면, 어려움이 닥쳤을 때 잘 헤쳐 나가는 사람이 있는가 하면 좌절하는 사람이 있다. 온갖 세파를 겪으면서 풍찬노숙으로 단련된 사람은 잘 견딘다. 반대로 존경을 받으면서 온실에서 세상살이를 한 사람, 특히 정신적으로 똑똑하다는 말을 듣는 사람은 의외로 허약하다.

그는 꼭 나을 거라는 신념과 용기, 그리고 바른 음식과 피토테라피, 너그러운 생활을 생활 덕목으로 삼았다. 특히 너그러운 생활에서는 소통에 중점을 두었다. 예전 같으면 상대가 잘못했을 때 화부터 냈지만 이제부터는 상대의 말에 귀 기울이고 웬만한 비판도 겸허하게 받아들이려고 애썼다. 회사 일도 종전처럼 일일이 챙기기보다는 아랫사람에게 맡기고 격려하는데 충실했다. 집에서도 마찬가지였다. 아이들에게 야단치기보다는 대화를 나누고 아이들이 말하는 것을 경청하는 노력을 기울였다.

반년이 지났다. 병원에 갔더니, 검사 결과를 보던 의사가 고개를 갸웃거렸다. 아무 말도 하지 않았다. 밖으로 나온 그는 하늘을 봤다. 유난히 아름다웠다.

'오래 살아야겠다. 이 멋진 하늘을 보려면….'

현명한 사람과 어리석은 사람

　우리는 가끔 죽을병에 걸린 사람이 아무도 없는 산속에 들어가 불치병을 고쳤다는 이야기를 듣는다. 왜 그럴까. 여러 가지 이유가 있겠지만 스트레스 없는 생활을 하다 보니, 면역세포가 활성화된 것도 하나의 요인이 아닐까 생각한다.

　미국 미시간대학 연구진이 2019년 성인 30명으로 하여금 8주간 산속에서 지내게 하고 삼림욕 시간에 따라 침 속의 스트레스 호르몬을 측정했더니, 20분 만에 그 수치가 바닥으로 떨어졌다. 아무 일도 하지 않고 그저 멍하니 산속에 있었을 뿐인데 스트레스가 사라진 것이다.

　생각해 보자. 산속에 혼자 있으면 경쟁자도 없고 눈치 볼 필요도 없다. 신경 쓸 일이 없다. 신경을 쓰지 않으니까 스트레스가 있을 수 없다. 스트레스란 남과 비교할 때 생기는 것이다. 물론 스트레스를 받지 않거나 고민이 없는 삶은 썩은 통나무나 다름없다. 스트레스를 잘 다스리는 것 또한 지혜로운 삶의 자세다.

아내의 진정서가 가져온 것

은행에서 근무하는 50대 초반의 박 지점장은 술도 잘 마시고 대인관계도 뛰어나 영업 분야에서 신화를 남긴 인물로 소문났다. 누구나 그를 임원 후보 0순위로 꼽았다.

그는 아무리 술을 많이 마셔도 다음날 새벽에 일어나 헬스클럽에서 한 시간가량 운동을 하고 출근했다. 운동은 대학 시절부터 이어져 오던 습관이었다. 덕택에 20대 못지않은 힘과 정력을 유지할 수 있었다.

남자 동료는 물론 여자들에게도 인기가 많았다. 그런데 여자들에게 인기가 많자, 아내의 의부증이 생겼다. 그 의심은 우울증이 되고 정신질환으로 발전했다. 아내는 회사 고위층에 남편의 여자 문제를 조사해 달라는 진정서를 제출했다.

회사의 감사 결과, 남편은 아무런 의혹이 없었다. 하지만 우리 사회의 정서로는 능력에 관계없이 사생활이 직장 생활에 큰 영향을 미친다. 결국 임원이 될 기회를 놓친 그는 사내에서 뭇사람의 입방아에 오르내리는 칠칠맞지 못한 남자가 되고 말았다. 그의 경쟁자들은 환호성을 질렀다.

'자식, 그렇게 너무 설쳐대더니….'

그래도 그는 열심히 일하고 술 마시고 운동을 계속했다. 그런데 올봄부터 전신이 나른하고 의욕이 없어지고 감기 기운이 가시지 않았다. 부부 관계도 힘들어졌다. 아무리 운동량을 늘려도 호전되지 않았다. 무기력 증세가 더 심해졌다.

병원에 가서 교감신경과 부교감신경 검사를 했더니, 부교감신경이 정상 수치보다 지나치게 나빴다. 작은 스트레스에도 땀이 샘솟듯 흐르고 잠도 깊이 들지 않았다. 괜한 고민도 늘었다. 아무리 약을 먹고 운동을 해도 달라지지 않았다.

이유는 간단하다. 수십 년간 일정한 목표를 향해 달리다가 좌절하면 심한 스트레스에 빠지는 게 당연하다. 인생의 최대 목표였던 임원 승진을 아내의 진정서 한 장으로 날려 보내고 말았으니, 이보다 더 큰 좌절은 없었을 것이다.

현명한 사람과 어리석은 사람의 차이는 무엇일까. 바로 이런 큰 좌절을 어떻게 극복하느냐로 나뉜다.

같은 크기의 스트레스를 당해도 허리케인처럼 느끼는 사람이 있는가 하면 찻잔 속 태풍으로 여기는 사람이 있다. 면역력의 강도 탓이다. 뼛속에 강한 면역력이 있느냐 없느냐의 문제다. 뼈 빠지게 일한 노동자나 농부는 극심한 고생을 겪고 스트레스를 받아도 의연한 모습으로 지낸다. 그런데 평생 어려움 없이 살던 부자나 유명한 사람들은 어려움이 한번만 닥쳐도 쉽게 좌절하고 목숨을 내버린다. 그가 겪는 질환은 바로 좌절을 극복하는 성장통이었던 것이다

좌절을 어떻게 극복할 것인가

그는 자신의 병이 아내에 대한 증오와 좌절에서 비롯된 스트레스 때문이었음을 알아챘다. 그동안 자신을 이 꼴로 만든 아내와 한 침대에서 잔다는 게 지옥이라고 생각했던 그였다. 자신은 수면제를 많이 먹고도 잠을 이루지 못하는데, 아내가 코를 골며 깊은 잠에 빠질뿐더러 날이 갈수록 혈색이 좋아지는 것도 못마땅했다.

부인 역시 우울증에 시달리고 있었다. 대학 시절에 만나 오직 남편만 바라보고 살아왔는데, 남편이 뭇 여자들에게 인기를 끌자 배신감이 생기면서 우울증이 왔다. 남성 편력이 많은 대학 동창에게 신세를 한탄했더니, 미즈 클럽에 같이 놀러가서 기분부터 푸는 게 몸에 좋다고 한다.

"불에는 불, 바람에는 바람이 특효약이야. 멋진 놈도 몇 번 지나면 다 그놈이 그놈이야."

클럽에서는 젊고 멋진 청년이 술시중을 들었다. 잔뜩 마시고 인사불성이 되라는 친구의 충고대로 술을 잔뜩 마셨다. 눈을 떠보니, 젊고 잘 생긴 청년과 실오라기 하나 안 걸친 채 침대에 누워 있었다. 그 뒤, 몇 번 더 친구와 갔다. 두세 번 경험을 쌓자, 맨 정신으로 남자와 맨몸이 될 수 있었다. 그때부터 수산시장에서 생선을 고르듯, 기분 내키는 대로 마음에 드는 사내를 골랐다.

'이 재미로 사내들이 이년 저년 고르는구나.'

하지만 하다 보니 다 비슷했다. 그놈이 다 그놈이었다. 남편의 바람기가 이해되었다.

'어느 미친놈이 한 여자하고만 몇 십 년을 하랴.'

특급 레스토랑의 종업원은 본인이 일하는 식당의 음식보다 허름한 골목 식당의 음식을 더 좋아한다고 한다. 멋진 사람도 몇 번 만나면 물리고 싫증나는 법이다. 남자나 여자나 똑같다.

'공연히 남편에게 매달려서 우울증에 시달리고 진정서 때문에 남편 앞길이나 망치고….'

우울증에서 벗어난 부인은 자신이 유치하고 한심한 짓을 했다는 생각이 들었다. 처음에는 잘난 체하던 남편이 잠자리에서 머뭇거리자, '쌤통이다. 잘못했으면 벌 받아야지'라고 했지만 풀이 죽어 있는 모습이 불쌍하고 안쓰러웠다.

바람기 많은 남자와 여자

이번에는 박 지점장이 아내의 뒷조사를 했다. 날마다 신경안정제를 먹고 꺼질 듯 한숨 쉬고 사흘 굶은 시어미상을 하던 아내가 어느 날부터 안색이 밝은 게 의심스러웠다.

아내가 바람을 피우고 있다는 사실을 확인한 그는 배신감에 더 잠을 이룰 수 없었다. 이혼을 생각하면서 몇 달 동안 고민을 했다. 그러면서 곰곰이 자신을 되돌아봤다. 자기는 기회가 있을 때마다 다른 여자와 관계를 맺었는데, 아내가 몇 번 미즈클럽에 갔다고 아내를 부도덕하게 여기다니…. 그는 자기가 얼마나 이기적이고 남의 눈을 의식하면서 살아왔는지를 새삼 깨달았다. 아내의 심정을 이해할 수 있을 것 같았다.

그동안 있었던 일을 하나하나 반추해 보자, 자신의 참모습이 보였다. 고작 은행 임원이 인생의 목표였다니…. 한심하다는 생각도 들었다.

나를 찾아왔다. 나는 그에게 세상에는 하찮은 삶도 없지만 위대한 삶도 없다고 이야기했다. 아무리 많이 운동을 하고 많은 책을 읽고 열심히 참선을 해도 이기심과 탐욕을 버리지 않는 한 모두 다 쓰레기임을 잊지 말라고 당부했다. 거리에서 길 잃은 강아지를 쓰다듬어 주고 장애노인에게 자장면 한 그릇을 대접하려는 마음씨가 더 중요하다고 했다.

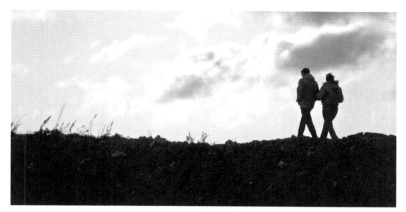

현명한 사람과 어리석은 사람의 차이는 스트레스와 좌절을 어떻게 극복하느냐에 달려 있다.

며칠 뒤, 다시 찾아왔다. 세상을 다시 보고 자신을 다시 보고 아내를 다시 보자, 머릿속에 있던 온갖 고민과 망상이 사라졌다고 한다. 그러면서 예전에 들었던 '바람기 많은 남자와 바람기 많은 여자가 살아가는 이야기'의 기억이 새삼 떠올랐다고 덧붙였다.

남자는 여자의 서방질을 탓하며 욕하고, 여자는 남자의 계집질을 욕하며 대들었다. 한창 그릇 깨지는 소리, 고성이 오가는 소리가 요란했다. 조금 지나자 남자의 헐떡거리는 숨소리와 여자의 감창소리가 집안에 떠나갈 듯 들렸다. 부부 싸움 끝에 감성이 풍부한 섹스를, 즐거운 섹스를 한다는 이야기다.

한 달 뒤, 박 지점장은 아내와 여행에 나서는 길이라는 연락을 보내 왔다. 분명 그의 아내는 예전의 아내가 아닐 것이다. 산전수전을 겪은 백전노장의 여인, 남편보다 한 수 위의 넉넉하고 아량 있는 감성 소유자가 되었을 것이다. 두 사람은 오늘도 뜨겁고 울퉁불퉁한 덤불길을 손잡고 걸어가고 있지 않을까.

정력제 찾기보다 먼저 살펴야 할 것들

　아무리 과음해도 일주일에 두세 번씩 부부 관계를 갖는 게 불편하지 않을 정도로 정력에 자신이 있었다는 50대 남자가 찾아왔다.

　비교적 규모가 큰 회사를 경영하면서 돈도 많이 번 부자다. 아내도 알 만한 사람은 다 아는 유명한 피아니스트다. 틈틈이 산에 다녀 히말라야 8000m 14좌의 베이스캠프를 다 방문할 정도로 건강도 챙긴다. 새벽마다 헬스클럽에서 2시간 운동을 하고 출근한다. 퇴근 후에는 이해관계 있는 사람들과 술자리를 갖고 10시쯤 귀가한다.

말벌주 먹었는데도 시원찮으니

　어느 날, 소변을 보는 게 힘들고 혈뇨가 나와 병원에 갔다. 고혈압, 당뇨, 전립선염이란 진단이었다. 처방 받은 약을 먹자, 밤마다 잠에서 몇 번씩 깨어나 소변을 봤다. 잠이 깊게 들지 않았다. 소변을 보는 데는 지장이 없지만 예전처럼 제대로 발기가 되지 않았다.

남자가 중요한가, 소변을 잘 보는 게 중요한가 하는 문제에 부닥친 것이다. 주위의 친구들에게 물었더니, 그들도 비슷한 증세로 거의 같은 약을 복용하고 비슷한 고민을 갖고 있었다.

다시 찾아간 의사에게 물었다.

"언제까지 약을 먹어야 하나요?"

"평생 먹어야죠. 눈 나쁘면 안경 끼는 것과 같아요. 안경 낀다고 눈이 좋아지지 않지만 잘 보려면 안경을 껴야죠. 드시고 있는 약은 시력이 나쁜 사람이 안경 쓰는 것과 같아요. 그러니까 병을 조절하는 약이지 치료약이 아니에요."

고혈압 약, 당뇨 약은 신장 기능을 손상시키고 전립선 약에는 남성 호르몬인 테스토스테론을 약화시키는 성분이 들어 있다. 전립선 약을 복용하면 서서히 정력이 떨어지다가 발기도 안 되고 무력한 수놈이 된다. 비아그라를 복용해도 발기부전은 좀처럼 사라지지 않는다. 비아그라는 전립선 약을 먹는 사람에게는 효과가 없다. 손해까지 끼친다. 성기 혈액의 흐름을 용이하게 하지만 남성 호르몬의 생산과는 관계가 없기 때문이다.

그는 정력에 좋다는 기능식품들을 찾아 먹기 시작했다. 무수히 많은 정력제를 먹었다. 해구신, 웅담, 녹용, 50년 묵은 코브라 술 등 종류도 많고 값도 비쌌다. 애주가들이 건강식품처럼 보물로 여기는 산삼주, 영지버섯주, 동충하초주, 가시오가피주, 뱀술, 불개미술 등 여러 가지 약재로 담근 술도 먹었다. 옻을 먹여 키운 닭도 먹었고 초오, 천남성, 반하 등을 먹여 키운 염소까지 먹었다. 그러나 효과는 거의 없었다.

유명한 병원도 두루두루 돌아다녔다. 별별 치료술이 있고 약물이 있었다. 그가 자주 먹은 약술은 노봉방露蜂房으로 담근 말벌주였다. 하지만 소문만큼 효과가 없었다.

노봉방은 중국 최초의 약물학 저서로 진한시대에 발간된 신농본초경에 있는 처방이다. 우리 역사에서 제일 오래된 정력제 처방집인 신라법사방에도 적혀 있다. 말벌집에 있는 애벌레와 함께 술을 담가 먹으면 큰 도움이 된다고 한다. 한의서에는 독을 없애고 풍을 다스리고 신경통이나 간질에 좋다고 되어 있다.

그러나 모든 정력의 원천은 신장이다. 신장이 좋아야 정력이 넘치고 전립선 기능이 살아난다. 신장과 전립선은 한 기둥에서 뻗은 가지나 다름없다. 비아그라와 테스토스테론 호르몬제를 아무리 먹어도, 철갑상어 알을 밥 먹듯 먹어도, 해구신을 수십 개 먹어도, 시베리아 사슴의 피와 녹용을 수없이 먹어도 전립선 기능은 살아나지 않는다. 고성능 핵무기가 있어도 발사대가 시원치 않으면 무용지물인 것과 같다.

아폴로 신드롬에 갇힌 남자

알고 보니, 이 남자는 성공하기 위해 자신의 감성을 철저하게 감추면서 살아왔다. 업무상 만나는 사람들과 원만한 관계를 유지하려고 자신의 정체성을 철저하게 숨겼다. 밉상인 공무원이나 파렴치한 정치인들에게도 천사 같은 억지 미소를 보내며 교류해 왔다. 자식들 역시 성공 논리 일변도로 키웠고 본인의 뜻과는 상관없이 미국의 명문 대학으로 유학을 보냈다.

하루는 딸이 공부하기 싫다면서 자퇴하고 자기가 하고 싶은 일을 할 거라고 했다. 그 후 딸과의 대화가 끊겼다. 뒤이어, 미국 유명 대학에 입학한 아들이 전화를 했다.

"아빠! 나, 아빠 회사 맡기 싫어. 경영학 대신 디자인 공부를 할 거야."

아들의 말을 듣자, 그는 아내에게 크게 화를 냈다.

"애들 교육을 어떻게 시킨 거야?"

평소 고분고분하던 아내가 대들었다.

"당신은 성공밖에 모르는 미치광이야! 그것도 자기가 성공이라고 정해 놓은 것만 성공이라고 여기는 바보, 벽창호야! 사람은 다 제각각이야! 이젠 남의 말도 좀 귀담아 들어!"

아내의 말을 듣는 순간, 망치로 머리를 크게 맞은 것 같았다. 호흡이 힘들어지면서 머릿속이 가물가물했다.

'아폴로 신드롬'이란 말이 있다. 똑똑한 사람들만 모인 집단이 보통 사람들의 집단보다 오히려 성과가 낮게 나타나는 현상을 뜻하는 말이다. 똑똑한 사람은 자기가 실제 똑똑한 것보다 50퍼센트쯤 더 똑똑하다고 여겨서 남의 말을 듣지 않는다. 남이 자기 의견을 반박하면 기분이 나빠져 더 듣지 않으려 한다. 결국 똑똑한 사람들만 모아 놓으면 서로 자기 의견만을 고집하고 쓸데없이 논쟁만 하다가 끝난다. '사공이 많으면 배가 산으로 간다'는 속담 그대로다. 반대로 보통 사람들은 남과 잘 타협하며 현명한 결과를 이끌어 낸다.

예쁜 여자도 마찬가지다. 자기가 다른 예쁜 여자보다 50퍼센트 이상 더 예쁘다고 여긴다. 다른 여자의 미모를 인정하지 않는다. 천사 같은 얼굴 표정을 지어도 마음속에는 독선과 교만으로 가득 차 있다. 성공한 사람이나 유명한 사람들 역시 자기가 실제보다 50퍼센트 이상 더 똑똑하거나 유명하다고 생각하는 경향이 강하다. 겉으로는 인격자인 체 해도 남을 업신여기며 우쭐거리기 일쑤다.

어쨌든 나를 찾아온 50대 남자는 악을 쓰고 전립선염을 잡고 발기를 회복시키려 했지만 일 년 동안 헛고생만 했다. 좋다는 것은 다 먹어도 거시기는 꼼짝하지 않았다. 오히려 나빠졌다. 의사는 더 이상 방치했다가는 신장투석을 해야 한다고 경고했다. 이제는 전립선염이나 정력의 문제가 아니었다.

그는 내게 신장투석을 하느니 차라리 죽는 게 낫지 않겠냐고 되물었다. 신장투석의 부작용이나 합병증이 엄청나다는 것을 잘 알고 있다는 것이다. 미국 의학계의 통계에 따르면, 신장투석을 했을 때, 1년여 정도 사는 사람은 80퍼센트이고 5년 이상은 30퍼센트, 10퍼센트 남짓 되는 환자만이 10년 이상을 산다.

나는 식생활부터 바꾸라고 권했다.

이튿날부터 그는 동물성 식품과 우유, 치즈, 버터, 계란 등 유제품과 가공식품을 멀리하고 생선도 먹지 않았다. 오트밀에 두유를 넣어 먹었고 술이나 커피, 콜라 대신 오가닉 워터를 마셨다. 그리고 목, 허리의 림프절에 연고를 바르고 마사지를 했다.

귀비탕과 오령산의 고성능 효과

나는 귀비탕과 오령산을 처방했다. 귀비탕은 스트레스를 잡는 명약으로 용안육, 산조인, 원지, 백출, 백복신, 당귀, 인삼, 목향 등이 들어간다. 그리고 오령산은 늙은이도 젊은이처럼 소변발이 시원하게 나오는 처방이다. 택사, 적복령, 백출, 저령, 육계로 구성된다.

예전에는 육미지황탕과 오령산을 처방했다. 국민소득이 1000불 미만일 때는 이 처방이 명처방이었지만 지금은 국민소득이 3만불 시대다. 귀비탕과 오령산 처방으로 세대교체가 되었다. 소득 수준에 따라 처방도 변하는 법이다.

석 달이 지나자, 그는 건강한 50대 남자로 부활했다. 무엇보다도 그의 정력이 되살아난 게 빅뱅이었다.

정력은 건강한 신장에서 나오고 현대인의 전립선염은 스트레스 때문에 많이 생긴다. 스트레스는 억압된 자가 폭력이다. 분풀이를 할 수 없어 자기 몸에 폭력을 쓰는 게 스트레스다. 스트레스를 받으면 교감신경이 굳어진다. 림프절에 영향을 미쳐 목, 어깨 등의 혈액순환을 방해하고 뇌세포에까지 영향을 끼친다. 특히 시상하부의 뇌하수체를 혼란시켜 발기에 직접적인 타격을 준다.

반대로 억압된 울분과 스트레스가 풀리면 교감신경이 이완되며 경동맥이 활성화된다. 그러면 정체된 뇌 신경회로가 열리고 뇌하수체의 황체 호르몬이 제대로 기능을 발휘한다. 머리가 맑아지면서 혈액이 힘차게 흘러 그 말단인 성기 혈액의 흐름이 용이해진다. 발기가 되고 고환에서는 남성 호르몬인 테스토스테론을 생산한다.

테스토스테론과 혈액의 흐름, 이 두 개의 축이 변강쇠가 되는 첫 번째 조건이다. 그러려면 머리보다 몸을 많이 써야 한다. 두뇌를 많이 쓰는 사람이나 잔꾀를 많이 부리는 사람은 양기가 두뇌에 머물러 있다. 양기가 길을 잃은 셈이다. 반대로 몸을 많이 쓰는 노동자 중에는 변강쇠의 사촌쯤 되는 사람들이 많다.

신명 난 스포츠댄스로 찾아낸 행복

밥만 먹으면 사는 거야?

30여 년간 꽃가게를 지키면서 새벽부터 밤늦게까지 개처럼 일했는데, 아내가 바람을 핀다는 사실을 알고부터 일 년 간 술만 퍼마셨다는 50대 중반의 남자가 찾아왔다. 병원에서 간경화 초기라는 진단을 받았다고 한다. 평생 일만 했는데, 남은 것이라곤 노후를 걱정해야 할 한 줌의 재산, 바람난 아내와 자식 셋뿐이라면서 한숨을 푹푹 내쉬었다.

5년 전, 그는 동갑내기 아내가 바람을 핀다는 소문을 듣고 부인에게 따졌다.

"당신, 젊은 놈들과 춤추러 다닌다며?"

부인이 당당히 말했다.

"밥만 먹으면 사는 거야?"

그는 큰 충격을 받았다. 그때부터 부부는 소 닭 보듯, 닭 소 보듯 살았다. 부부는 우당탕거리며 겹칠 때는 아주 가까운 사이지만 등을 돌리고 자면 아주 먼 사이가 된다.

일 년간 거의 매일 술을 마셨다는 그는 한 달 전에 배가 몹시 아프고 혈뇨가 나와 병원에 갔더니, 간경화 초기라는 진단과 함께 신장 기능이 25퍼센트 정도밖에 남지 않았다는 말을 들었다고 했다.

그가 내게 조심스럽게 물었다.

"제 병이 나을까요? 다들 어렵다고 하던데….."

"쉬워요. 술 먹고 속상해서 병이 생겼지요?"

"네."

"술 안 먹고 속이 안 상하면 병은 저절로 물러가요."

말은 쉽지만 이를 실천한다는 게 얼마나 어려운 일인가.

간경화 초기 증상과 허약한 신장은 식이요법과 한약 처방으로 그 증세가 악화되는 것을 멈추고 치료할 수 있다. 간경화는 소시호탕으로, 신장병은 육미지황탕에 오령산을 합방하여 처방했다. 그리고 시커먼 숭늉을 마시고 옥촉서와 산사를 달여 차로 마시도록 했다. 옥촉서는 옥수수염이고 산사는 산사나무의 열매다.

그는 내 말대로 술부터 끊었다. 때마침 그의 가게에는 다음과 같은 시구가 적힌 액자가 걸려 있었다.

칼을 뽑아 물을 베도 물은 다시 흐르고
술잔 들어 근심을 씻으려 하나 근심은 다시 솟는다

중국 당대의 풍류시인 이백이 지은 시구다. 이백과 함께 중국의 양대 시인으로 불리는 두보는 '이백은 술 한 말을 마시고 시 백 편을 짓는다'고 했다. 그만큼 뛰어난 재능을 지닌 이백이지만 번번이 과거시험에 떨어졌다. 속이 상한 이백은 전국을 방랑하며 술을 마셨는데, 몸과 마음만 더 상할 뿐이었다.

그는 술 생각이 날 때마다 이 시구를 웅얼거렸고 마침내 술을 끊을 수 있었다. 그런데 술은 끊었지만 속상한 마음은 더 커졌다. 어떻게 하면 속상한 마음을 달랠 수 있을까.

스포츠댄스에서 되찾은 신명

속상한 마음을 달래려면 좋아하는 것을 해야 한다. 그러려면 자기가 가장 잘하는 것을 찾으면 된다. 기가 살아야 몸도 살아나는 법이다. 그는 자신이 좋아하고 즐겁게 할 수 있는 일이 무엇인지를 곰곰이 생각해 봤다. 이것저것 고민하다가 문뜩 젊었을 때에 좋아했던 스포츠댄스가 떠올랐다.

이튿날부터 그는 가게 일이 끝나면 콜라텍으로 갔다. 콜라텍은 청소년의 문화 공간에서 어느 틈에 50대 이상 성인들의 춤 공간으로 바뀐 모습이었다. 50, 60대는 물론이고 70대 남녀들도 춤추고 있었다.

한번 배운 자전거 타는 법을 평생 잊지 않듯이, 그의 춤 실력도 일주일 만에 다시 나왔다. 자신감이 생기자, 일할 때나 꿈꿀 때도 춤 생각만 했다. 춤은 그에게 '신명神明' 그 자체였다.

숭늉과 한약, 그리고 신명이야말로 그가 별 탈 없이 잘 지낼 수 있도록 만든 핵심 요소였다. 신장이 좋아지니까 간 기능도 좋아졌다. 춤에서 신명까지 되찾자, 몰라보게 건강해졌다. 6개월쯤 지날 무렵, 내게 물었다.

"섹스를 해도 될까요?"

통계에 따르면, 50대 남성은 일주일에 한 번 정도의 성행위가 건강에 유익하다고 한다. 섹스를 하고 몸이 가벼우면 신명처럼 건강에 도움이 되지만 피곤하다면 건강을 더 추슬러야 한다. 그가 춤추면서 만난 여자들과 일주일에 한 번씩 관계를 갖자, 몸과 마음도 건강한 남자가 되었다.

그는 콜라텍에서 만난 여자들과 끊임없이 관계를 가졌다. 이제는 부인이 바람을 피우든 말든 관심이 없었다. '제 몸은 제가 알아서 하겠지'라고 생각했다. 아내 앞에서 전혀 미동도 하지 않던 하체가 콜라텍에서 만난 여인들 앞에서는 성난 황소가 되었다.

그의 신명나는 생활은 식을 줄 몰랐다. 마음도 변했다. 전에는 바람을 피우는 아내가 몹시 미웠지만 이제는 아내에게 미안한 마음이 들기까지 했다.

'사내구실도 못하면서 마누라 바람기를 탓했으니….'

성관계에 비례하는 행복지수

명포수는 놓친 짐승만 생각나고 똥포수는 잡은 짐승만 자랑한다. 공부를 잘하는 아이는 시험에서 틀린 것만 말하고 못하는 아이는 맞은 것만 떠든다. 똑똑한 남자는 인생에서 실패한 것만 생각하고 멍청한 남자는 잘한 것만 기억하는 법이다.

곰곰이 되돌아보니, 그 자신은 멍청한 남편이었다. 아내에게 잘못한 것은 외면한 채 아내의 잘못만 원망하고 미워했던 것이다. 하지만 건강을 회복하자, 올바른 판단 능력이 생겼다.

'내가 아내에게 화만 내고 할 일을 못했으니 아내가 얼마나 힘들었을까.'

어느 날, 콜라텍에서 눈에 익숙한 여인이 눈에 띄었다. 그 여인도 그를 유심히 봤다. 두 사람은 열심히 함께 춤을 췄다. 그리고 근처 호텔로 갔다. 두 사람은 마치 처음 만난 사람처럼 춤추고 처음 만난 사람처럼 몸을 섞었다. 다름 아닌 그의 아내였다. 부부는 모처럼 황홀한 시간을 보냈다.

2년쯤 지나자, 건강을 완전히 회복하고 가정을 회복하고 날마다 즐거운 하루하루를 보낼 수 있었다. 신명은 건강의 원천이고 행복의 본질이었던 것이다.

2017년 영국의 경제조사기관인 옥스퍼드 이코노믹스가 발표한 삶의 행복지수에 따르면, 행복지수가 높은 성인 가운데 성관계에 만족하는 경우는 63퍼센트인 것으로 나타났다. 돈이나 소득은 행복과 거리가 멀었다. 가처분소득이 2000만 원에서 8000만 원으로 올라가도 행복지수는 거의 변하지 않았다.

말기암 이겨 낸 의사가 보내온 사연

빚더미와 함께 찾아온 장암

"2년 전에 장암 판정을 받았어요. 병원에서는 할 게 없다고 하고 저도 병원에서 치료 받을 생각이 없었지요."

친지의 소개로 50대 남자가 찾아왔다. 건장한 체격에 인상이 온화해서 환자처럼 보이지 않았다.

그는 병원 의사로 일하다가 벤처 사업에 뛰어들었다. IMF를 맞아 회사는 무너지고 빚이 산더미처럼 쌓였다. 불행은 한꺼번에 몰려온다더니, 빚더미와 함께 암세포가 찾아왔다. 그것도 제일 고약하다는 장암이었다.

그동안 꾸준한 자연치료를 통해 잘 먹고 잘 걸어 다니고 잘 잤다. 그런데 하루는 배에 복수가 차고 다리가 부풀린 풀빵처럼 부어올랐다. 여러 가지 치료를 시도해 봤으나 효과가 없었다. 이뇨제의 장단점을 잘 알고 있는 의사인지라 그 처방을 택하지 않았다. 장암 환자나 간암 환자는 배에 복수가 차고 다리가 부었을 때, 호박 물이나 옥수수 물, 쑥물을 마시면 오히려 이뇨가 안 되고 배가 더 부어오르는 수가 많다.

나는 그에게 위령탕을 처방하고 공진단 추출액을 부어오른 다리에 바르도록 했다. 약을 복용한 지 보름 만에 설사가 심하게 났다. 이튿날에는 온몸이 노랗게 되고 소변이 막혔다. 황달이 오고 소변 융폐가 된 것이다.

119구급차를 불러 종합병원 응급실로 실려 갔다. 응급치료를 마치고 일반 병실로 옮겼다는 소식을 들었는데, 그 후 소식이 없었다. 혹시 잘못되었을까. 이런 사람들은 대부분 죽는 경우가 많다.

일 년 이상이 훌쩍 지났다. 잊고 있었는데, 어느 날 편지가 왔다. 아직 죽지 않았다면서, 그동안 있었던 일을 담담하게 전하는 서신이었다.

친딸과 깊은 관계라니…

"… 약을 먹은 지 보름쯤 되는 날, 아내와 심하게 다퉜어요. 평소 의부증이 있던 아내는 저와 하나 뿐인 딸 사이를 의심하고 있었거든요. 아내는 처녀 때 탤런트로 단역을 맡아 활동하다가 시집 온 후 연기 생활을 접었답니다. 그런데 딸이 엄마처럼 탤런트가 되어 인기를 얻자, 저와 딸 사이에 뭔가 있다고 여기기 시작한 거예요. 의붓딸도 아닌데….

한약을 먹은 후, 일주일쯤 지나자 복수와 부기가 반쯤 빠졌어요. 이젠 살았다 싶었지요. 보름쯤 지나서 복수가 거의 다 빠져 몸이 날아갈 듯 가벼웠습니다.

그날 저녁, 아내와 또다시 심하게 다퉜어요. 그랬더니 설사가 밤새도록 계속되더군요. 이튿날 다시 약을 먹고 참선을 하는데, 아내가 또 강짜를 부리는 거예요.

'당신, 예림이와 했지?'

예림이는 제 딸 이름이에요. 요즘 잘 나가는 연예인이라 가명을 썼으니 이해해 주세요. 아내가 미친개처럼 눈에 시퍼런 불을 내뿜으며 딸과 자지 않았냐면서 대들자, 저도 잠깐 이성을 잃었어요. 생전 처음으로 폭력을 행사했어요. 뺨 맞은 아내는 실성한 여자처럼 발악하면서 덤비더군요.

아시다시피, 저는 암 진단을 받은 후부터 남자 구실을 전혀 못했답니다. 정확하게는 회사가 파산했을 때부터 여자와 담을 쌓고 지냈지요. 아무리 섹시한 여자가 옆에 있어도 눈에 들어오지 않았어요. 그런데도 아내는 이때부터 딸과 저 사이에 뭔 일이 있다고 의심하면서 강짜를 부리기 시작한 거예요.

아내는 나이 오십을 넘겨도 일주일에 두세 차례 이상 부부 관계를 해야 얼굴에 화색이 도는 옹녀 체질이에요. 어릴 적부터 현대 무용을 했는데, 몸은 완전히 색정의 화수분이죠. 간혹 잠자리를 빼먹는 날이면 어김없이 히스테리를 부렸어요. 밥은 굶어도 잠자리는 굶지 못하는 여자였답니다. 결혼 초에는 날마다, 30대에는 일주일에 서너 차례, 40대부터는 일주일에 두세 번을 원했지요.

저는 얼마 전부터 잠자리가 제일 힘든 일이었지만 티를 안 냈어요. 그러면서 가끔 속으로 '이 여자, 어디 가서 바람 피우면 얼마나 좋을까' 라는 생각도 들었답니다. 불행하게도 의부증이 있는 여자는 바람을 안 핀대요.

암 환자가 되었는데도 딸과의 관계를 의심하니 정말 미치겠더군요. 연애할 때부터 아내를 여왕 모시듯 한 게 화근이었을까요?

생각해 보면 연애는 한쪽이 너무 설쳐대면 사달이 나는 것 같아요. 남자가 너무 열을 올리면, 여자는 이상한 자신감을 갖고 교만해지면서 건방을 떨게 되는 모양이에요. 남자도 마찬가지예요. 여자가 자기한테 폭 빠지면 여자를 우습게 보는 경향이 있는 것 같아요. 특히 아내는 모든 게 제 맘대로 될 줄 알았는데, 단역 배우로만 활동하다가 시집을 왔으니, 아마도 속이 뒤집혔을 겁니다.

아무튼 한약을 먹고 좋아하다가 아내와 대판 싸우자, 병원에 실려가 입원하게 된 겁니다. 지금은 아픈 데가 없어요. 밥 잘 먹고 잘 걸어 다니고 잠도 잘 자고 복수도 거의 없어요.

병의 원인을 외면한 바보

병원에서 나온 직후, 바로 아내와 이혼했습니다. 파산 신청도 했는데, 다행히 법원에서 받아 줬어요. 빚이 사라지니까 온몸에 붙어 있던 근심 걱정이 사라지는 것 같더군요. 근심 걱정이 병을 만들었는데, 이걸 그냥 놔둔 채 병을 고치려 했으니…. 원인은 놔둔 채 결과만 쳐다본 바보였던 셈이지요.

얼마 전부터 통영 앞바다에 있는 작은 섬에서 일하며 지내고 있습니다. 흔히들 통영을 '한국의 나폴리'라고 하는데 정말 아름다워요. 또 제가 제일 좋아하는 시인 유치환 선생의 고향이에요. 가끔 그의 시 '바위'를 읊조린답니다.

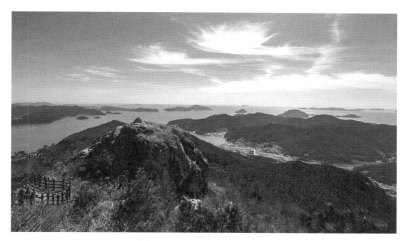

내 죽으면 한 개 바위가 되리라

아예 애련에 물들지 않고

희로에 움직이지 않고

비와 바람에 깎이는 대로

억년億年 비정의 함묵緘默에

안으로 안으로만 채찍질하여

드디어 생명도 망각하고

흐르는 구름

머언 원뢰雲雷

꿈꾸어도 노래하지 않고

두 쪽으로 깨뜨려져도

소리하지 않는 바위가 되리라

주민이 2천 명도 채 안 되는 이곳에서, 오전에는 환자들을 만나고 오후에는 낚시질하면서 지내고 있어요.

저는 정말 행복한 사람이에요. 하루 세 끼 먹을 양식이 있으니 부자라고 생각해요. 동화 '몽실언니'를 쓴 권정생 선생이 생전에 "한 달 생활비가 5만 원이면 좀 빠듯하고 10만 원이면 너무 많다"고 하신 말씀이 뭔 소린지 몰랐는데, 이제야 알게 됐어요. 게다가 좋아하는 낚시를 날마다 할 수 있으니…. 지금은 감성돔이 제철입니다. 맛이 그만이지요. 한번 놀러 오세요."

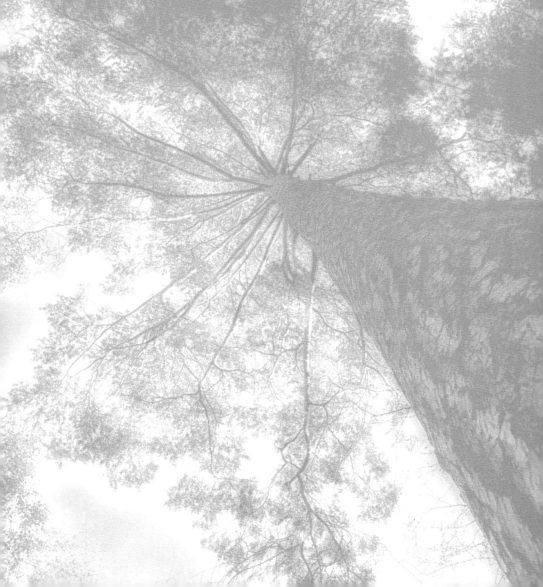

5

장수보다 건강한 노년을 향하여

감성을 긍정적으로 단련시키는 방법

어느 날, 꼭두새벽부터 60대 초반의 남자가 기다리고 있었다. 병원에서 위궤양, 대장궤양, 고지혈증, 당뇨, 통풍이 있다는 진단을 받았다고 한다. 알코올 중독자처럼 얼굴빛이 붉은 색이지만 검붉은 색은 아니었다. 피부 혈관이 나쁘지 않은 것을 보면 알코올 중독자는 아니었다. 실제로 그는 술을 전혀 입에 대지 않았다. 그런데 종합검진에서 나오지 않는 증상이 있었다. 열이 위로 올라와 가슴이 답답하고 머리가 아팠다.

고위 공직자의 화병

왜 그럴까. 나는 기계가 찾아 내지 못한 증상의 원인부터 알아내야만 했다. 그러려면 환자의 가슴을 여는 열쇠가 필요하다. 병력을 아는 것도 중요하지만, 이런 환자일수록 생활환경이나 사고방식 등 정신 상태에 역점을 두고 파악하는 게 중요하다. 환자 스스로 병이

나을 수 있다는 확신을 갖게 해 주는 일은 약 처방보다 더 중요하기 때문이다

한의학에서는 환자의 상태를 알기 위해 네 가지 방법을 쓴다.

첫째, 얼굴이나 몸 상태를 보는 망진望診 또는 시진視診이다. 환자 모습을 척 보면 무슨 병인지를 아는 게 명의다. 둘째, 환자가 하는 말이나 몸의 소리를 귀 기울여 듣는 문진聞診이다. 대수롭지 않은 말이나 소리로도 병의 원인을 알아낼 수 있다. 셋째, 이것저것 물어보는 문진問診이다. 중국 금나라 시대의 명의 이동원은 밥 잘 먹고 소화가 잘되는지를 묻고 보중익기탕이란 처방으로 많은 사람을 고쳤다. 또 명나라의 명의 장경악은 신장이 얼마나 튼튼한지를 묻고 좌귀음, 우귀음을 처방의 근본으로 삼았다. 마지막으로 손으로 몸을 만지면서 살펴 병을 알아내는 절진切診이다. 촉진觸診이라고도 한다. 예전에 의원은 대부분 진맥을 했고 여기에는 오랜 체험과 연구가 필요하다.

나는 이런저런 대화를 나누면서 병의 원인이 어디에 있는가를 살폈다. 한참을 망설이던 그가 마침내 입을 열었다.

그는 고위 공직자였다. 청렴결백한 공무원이었다. 민원인과 커피 한 잔을 마신 적도 없었다. 퇴근하면 곧장 집으로 갔다. 동창 모임에도 참석하지 않았다. 휴일이면 산에 다니면서 사진 찍는 게 취미였다. 그야말로 배나무 밑에서 갓끈도 고쳐 매지 않을 만큼 바르게 처신한 공직자였다.

그런데 이상한 정치사건에 연루되었다. 부정부패 공무원으로 엮여서 반년 이상을 사직당국에 시달리다가 무혐의로 풀려났다. 그의 병은 반년 동안 겪은 시련의 산물이었다.

나는 말했다.

"군사독재 시절 '남산'이라 불리는 곳에 간 사람들 중에는 평생 트라우마를 겪거나 죽은 사람도 많아요. 그들에 비하면 운이 좋은 편입니다. 고시에 합격해서 공무원 생활을 하는 것은 커다란 온실 속에서 보호를 받고 사는 겁니다. 지난 반년 동안 겪었던 일은 온실에만 있다가 커다란 해일海溢을 만난 셈이라고 여기세요. 부처님이나 예수님이나 다 모진 고통을 통해 지혜를 터득하지 않았습니까. 그동안의 시련이 득도를 위한 수행이었다고 생각하면 보람 있는 시간이 될 수도 있을 겁니다."

그는 조용히 내 말에 귀를 기울였다.

"이성적으로는 이렇게 간단하게 생각할 수 있지만, 감성을 단련하는 데는 많은 노력과 시간이 필요합니다. 먼저 출장식 호흡을 하세요. 앉아 있어도 하고 걸으면서도 하세요. 생각을 침묵시키세요. 산속에 혼자 있다고 침묵하는 게 아닙니다. 산속에 있어도 머릿속은 온갖 망상과 잡념으로 시장통처럼 복잡한 사람이 대부분이지요. 부단히 출장식 호흡을 하세요."

긍정 에너지를 충전하려면

뇌에는 일하는 공간과 충전하는 공간이 있다. 이 둘은 협력관계가 아니라 경쟁관계다. 일만 많이 하면 창조력이 꽝이 된다. 창조력이 생길 수 있도록 잡다한 일을 줄여야 한다. 또 쉬는 날에 단지 쉰다고 해서 쉬는 게 아니다. 뇌의 충전 영역이 충전되지 않으면 쉰다고 할 수 없다. 충전 영역에 에너지가 충전되어야만 긍정 에너지,

창조 에너지, 공감 소통능력이 생긴다.

'내 인생은 왜 이리 꼬이지?'

'나보다 못한 놈들도 탈 없이 잘 먹고 잘사는데, 나는….'

이렇게 한탄하는 사람들이 많은데, 이런 생각에 빠져 있으면 충전 영역에는 에너지가 흐르지 않는다. 인생은 내 의지나 인격, 노력, 능력에 비례하지 않는다. 시야를 넓게 봐야 한다.

'내 삶에도 좋은 게 많네.'

'내 인생만 힘든 게 아니었네.'

이런 감성이 생기면 긍정 에너지가 흐른다. 파란 하늘을 바라보는 것, 따뜻한 햇볕을 쬐는 것, 푸른 숲을 보고 좋아하는 것 등 감성이 많이 생길수록 강한 긍정 에너지가 충전된다.

가장 간단하고 쉬운 충전 에너지는 명상 호흡이다. 그리고 더 좋은 것은 출장식 호흡이다. 호흡에 집중하면서 날숨과 들숨을 헤아리면 좋은 충전 에너지가 나온다. 특히 걸으면서 하는 게 좋다. 뒷산도 좋고 강가도 좋고 동네 한 바퀴도 좋다. 파란 하늘을 올려다보고 흘러가는 구름을 쳐다보면서 따뜻한 햇볕 아래 호흡을 한다면 금상첨화다.

명상도 걷기의 토대가 있어야 올바른 명상이 된다.

뇌의 충전 영역을 올바르게 작동시키는 것이 지혜, 수양이다. 지혜나 수양을 거창하게 생각하지 말자. 수양은 지혜의 영역이다. 지식은 책 속에 있지만 지혜는 스스로 깨우쳐야 한다. 당신이 뇌의 일하는 영역, 욕심의 영역만 채우려고 열심히 달려온 사람이라면 이렇게 말하고 싶다.

'중병에 걸리고 난 뒤에 후회하지 마라.'

일하는 영역, 욕심의 영역이 아닌 충천하는 영역, 지혜의 영역을 채우자. 무려 2200년 전에 편찬된 황제내경은 몸과 마음이 건강하고 지혜로운 사람을 음양화평지인이라고 했다. 그러려면 양생과 섭생이란 두 개의 기둥을 움직여야 한다. 그중에서도 양생이 먼저다. 정신이 해방되지 않으면 육체 또한 해방되지 않는다.

나를 찾아온 60대 남자의 위궤양, 대장궤양은 스트레스 때문에 생겼다. 마음의 고통이 몸에 나타난 것이다. 검게 태운 누룽지 숭늉을 따뜻하게 해서 수시로 마시면 좋다. 당뇨, 통풍, 고지혈증은 신장의 기능을 강화시키면 저절로 사라진다.

그는 석 달 동안 열심히 노력했다. 누룽지 숭늉으로 섭생의 기본을 삼고 호흡과 걷기로 양생의 기초를 세웠다. 마침내 그는 자신에게 닥친 파도의 너울을 멋지게 극복하고 새 삶을 설계할 수 있었다.

운동권 출신 스님의 참선 수련

같은 병에 걸려도 죽는 사람이 있고 사는 사람이 있다. 또 곧 죽을 것 같다는 사람이 10년째 살고 있고 치료를 잘 받고 있다는 사람이 얼마 못살고 죽는 경우를 자주 본다.

사람들은 죽을 사람이 살아나면 '기적'이라고 말하고 죽지 않을 사람이 죽으면 '불운'이라고 말한다. 하지만 세상에는 기적도 불운도 없다. 기적이든 불운이든, 다 면역력의 영역이다. 환자의 치료는 의료진이 20퍼센트, 본인의 면역력이 80퍼센트를 담당한다는 게 의학계의 정설이다. 따라서 환자는 어떻게 해야 자신의 면역력을 높일 수 있는지를 스스로 살펴야 한다. 치료는 인체의 자연치유력이

하는데 그 자연치유력은 사람마다 다르다.

그렇다면 면역력이 강한 사람들은 어떤 사람들일까.

불치병에 걸려도 '내 팔자다. 어쩔 수 없다. 이제 얼마 안 남았으니, 그동안 주위 사람에게 잘하다가 가야겠다'고 생각하는 사람들이다. 이런 마음을 먹으면 마음이 편안해진다. 잔잔한 바다처럼 고요하고 긍정 에너지로 온몸이 활성화된다. 쉽게 죽지도 않는다. 반대로 억울해하고 자기처럼 건강한 사람에게 죽음이 닥친다는 사실에 불같이 화를 내면 오히려 몸에 이상이 온다.

그 좋은 예가 일 년 전부터 티베트 사원에 머물고 있다는 소식을 전해 온 스님이다. 어느 날, 스님은 혈압이 올라 눈이 침침해지고 앞이 잘 보이지 않았다. 머리가 깨질 듯 아팠다. 가슴이 심하게 조여 왔다. 곁에 있던 노스님이 그에게 혓바닥을 내밀어 보라고 했다. 혀를 최대한 길게 내밀려고 애쓰는 순간, 혀가 따끔했다. 혀에 피가 홍건했다.

동의보감에는 설속심舌屬心이라 하여, 혀는 심장에 소속되어 상통한다고 적혀 있다. 몸 안의 심장의 기능이 몸 밖의 혀를 통해서 드러난다는 이야기다. 꽤 많은 양의 피가 나오자, 스님은 머리가 맑아지고 눈이 밝아지는 것을 느낄 수 있었다.

스님은 대학 시절부터 운동권에 이골이 난 몸이었다. 그것도 골수파였다. 대학 졸업 후에는 더욱 격하게 반정부 운동에 참여하면서 10년의 절반을 감옥에서 보냈다. 그러나 자신이 활동하던 운동권의 파렴치함과 탐욕스런 내면을 알고 나서는 실망스런 마음에 출가하여 스님이 되었다.

이번에는 파벌과 부조리를 추방하는 불교 개혁운동에 앞장서면

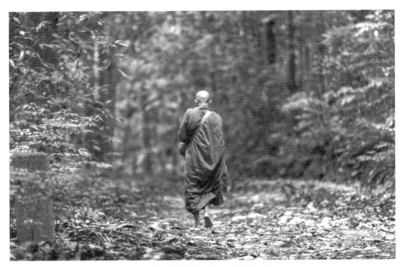
몸과 마음을 고요하게 가라앉히는 걷기 명상에 집중하고 있는 티베트의 스님.

서 10년간 치열하게 뛰어다녔다. 하지만 남은 것은 만신창이가 된 몸뿐이었다. 과체증, 당뇨, 고혈압, 심근경색증이 생겼다. 신장 기능이 20퍼센트에 불과했다.

제 염통 터지는 줄 몰랐다

스님은 몸을 추스르고자 티베트로 갔다. 사원에서 참선 수행을 했다. 그런데 수행하려고 하면 온갖 망상이 눈앞에 어른거렸다. 그 옛날 자신이 온몸으로 부딪쳤던 사회와 불교계의 혼탁함과 부조리가 떠올라 힘들었다. 혈압이 솟구쳤다. 그때마다 혀에 침을 맞았다. 머리가 맑아지고 수련에 집중할 수 있었다.

여느 스님과 마찬가지로 하루 한 끼만 먹었다. 40분간 천천히 씹어 먹었다. 40분간의 식사는 이곳 사원의 규율이었다.

스님의 일생은 불의와 싸우는 투쟁의 역사였다. 남이 잘못한 것만 따지는 투견이나 다름없었다. 제 염통 터지는 것은 모르고 상대편 발의 무좀만 나무란 것이다. 평생 핏대만을 올리면서 살다 보니, 정작 본인 몸이 제일 큰 핏대 덩어리가 되고 말았다. 자연히 온몸이 스트레스에 시달렸다.

어떻게 해야 할까. 나를 낮추고 남을 높이 올려다보는 게 가장 현명한 방법이다. 쉽게 말해서 건방진 생각을 버리고 겸손한 마음을 가지면 된다.

티베트 사원에서 참선 수련에 몰두한 지 어느덧 일 년이 지났다. 예전에는 분노심이 일 때마다 엄청나게 많이 먹는 것으로 다독였는데, 이제는 하루 한 끼만 먹어도 더 이상 음식 생각이 나지 않았다. 체중도 28㎏이나 줄었다. 또 남이 잘못했어도 내 허물로 받아들이고 거슬리는 말을 듣거나 행동을 봐도 성내지 않고 자신의 모습을 비춰 보는 거울로 삼게 되었다. 세속에서의 번뇌와 분노를 떨쳐 내고 몸과 마음을 고요히 가라앉힌 것이다. 아픈 곳도 없어졌다.

영화 '친절한 금자씨'에서 주인공 이금자(이영애 분)는 감옥 문을 나서면서 차갑게 돌변한다. 전도사가 착하게 살라며 건네 준 두부를 엎어버리면서 싸늘한 무표정으로 "너나 잘하세요!" 라고 말한다. 스님의 참선 수련이야말로 '너나 잘하는 경지'로 가는 양생법 훈련이 아니었을까.

그까짓 팔 굽혀 펴기가 기적의 운동이라니

노인에게 가장 무서운 병

2020년 현재 우리나라의 연령별 인구 비율을 보면, 만 65세 이상이 약 15퍼센트 정도다. 세계 평균이 9퍼센트인 것에 비하면 매우 높은 수치다. 20년 뒤에는 30퍼센트가 넘을 것으로 예상되고 있다.

이처럼 점점 늘어나는 노인들에게 가장 무서운 병은 무엇일까. 당연히 암, 심장질환, 폐렴, 뇌혈관질환 등이다. 그런데 다른 연령대와 확연하게 구별되는 게 있다. 낙상이다. 어린이나 젊은이들은 넘어져도 별 탈 없이 얼른 일어나지만 노인들의 낙상은 건강에 치명적이다.

노인이 되면 뼈가 약해지고 근육이 줄어들고 근력이 떨어진다. 균형 잃은 신체를 바로잡는 반사작용도 느려진다. 그래서 넘어지면 엉치뼈를 다치는 수가 많다.

엉치뼈는 혈관이나 근육이 거의 없는 뼈다귀 투성이라 치료약이 없다. 그냥 누워 있거나 휠체어에 앉아 있을 수밖에 없다. 심하면 누워서 뒤척이기조차 힘들다. 오래 지나면 욕창, 폐렴, 뇌졸중 등 다양한 합병증이 뒤따른다. 대한노인재활의학회의 자료에 따르면, 65세 이상 노인 세 명 중 한 명은 일 년 내에 사망했고 80세 이상은 절반이 두 달 만에 죽었다. 그래서 노인의 사망원인 목록에는 언제나 고관절 골절이 등장한다.

전문가들은 골다공증, 골절 예방을 위해 우유, 멸치, 해조류, 두부 등을 먹고 하루 800~1000mg의 칼슘을 섭취하고 부족하면 영양제로 보충해야 한다고 말한다. 햇빛을 쬐서 비타민D를 만들고 실내에만 있다면 하루 800mg의 비타민D 보충제를 먹는 게 좋다고 덧붙인다.

산악자전거 타는 85세 노인

1934년생인 박 노인을 보자. 노인은 띠동갑인 46년생, 58년생, 70년생, 82년생들이 모인 개띠산악자전거동호회 회원이다. 회원 가운데 최연장자다.

동호회의 정기 모임이 있었다. 자전거를 타고 강원도의 높은 산에 나 있는 임도林道를 달리다가 그만 폭우 때문에 길이 무너진 곳에서 사고가 났다. 10여 명이 자전거에서 튕겨져 붕 떴다가 떨어졌다. 구급차에 실려 응급실로 갔는데, 가장 나이가 많은 박 노인은 어찌됐을까 하고 다들 걱정을 했다.

80대의 노인이 엉치뼈나 고관절을 다치면 수술을 받아도 몇 달 못가서 99퍼센트 죽는다. 침대에 꼼짝없이 누워 있으면 근육이 빠져나가는 근감소증이 생기고 면역력이 떨어져 감기만 걸려도 폐렴으로 발전한다.

　박 노인은 평생 책만 봤다. 전혀 운동을 하지 않았다. 관심도 없었다. 몸에 좋다는 음식도 거들떠보지 않았다. '사람은 다 살게끔 진화되었다. 생긴 대로 살다가 생긴 대로 죽으면 된다'가 자연의 순리라는 지론이었다. 평생 태어난 곳을 벗어난 적이 없고 책읽기라면 사족을 못 쓰던 칸트와 비슷하게 살았지만 전혀 걷기를 하지 않았다. 칸트와 다른 점은 결혼하여 5남매를 둔 것뿐이다.

　박 노인이 50대 때였다. 어느 날, 허리가 아파 병원에 갔다. 검사 결과, 요추에 문제가 있고 뼈가 80대 노인처럼 약했다. 조금만 넘어져도 엉치뼈나 고관절이 수수깡처럼 부서질 것 같은 골밀도였다. 허리뼈가 너무 엉망이라 수술도 할 수 없었다. 진통제 처방을 받고 돌아오는 길에 나를 찾아왔다.

하루에 팔 굽혀 펴기 100번을

　나는 신장을 튼튼하게 만드는 처방을 하면서 운동 삼아 팔 굽혀 펴기를 권했다. 걷거나 등산하거나 바깥나들이를 싫어한다는 것을 알기 때문이다.

　처음에는 팔 굽혀 펴기를 하나도 못했다. 며칠 후, 간신히 한 개를 했다. 그래도 하루 열 차례씩 했다. 한 달이 지나자, 한 번에 열 개를 할 수 있었다. 하루 열 차례씩 했으니 100개를 한 셈이다. 두 달 후에는 한 번에 스무 개씩 열 번을 했고, 반년쯤 지날 무렵에는 한 번에 60개씩 열 번을 할 수 있었다. 걸린 시간은 딱 10분이었다.

그는 이때부터 지금까지 30여 년간 팔 굽혀 펴기만 했다. 집안에서나 아무데서나 했다. 간혹 감기, 몸살에 걸려도 쉬지 않았다. 자연히 그의 팔뚝은 영화배우 마동석의 트레이드 마크처럼 우람한 모습이 되었다. 프로레슬러 출신인 미국의 영화배우 드웨인 존슨의 팔뚝과 거의 흡사했다.

팔 굽혀 펴기를 하루 100개씩 하면 심장, 폐 근육이 강화되고 허리가 바르게 되면서 뼈 기능을 높여 준다. 하지만 100개로는 건강한 골밀도를 유지하기 힘들다. 박 노인처럼 최소한 하루 60개씩 열 번을 해야 한다.

사람은 30세부터 일 년에 1퍼센트씩 신장 기능이 약해진다. 아무리 몸 관리를 잘해도 자연 노화는 어쩔 수 없다. 그래서 중국의 명의 장중경의 신장이론이 탁월하다는 이야기를 듣는 것이다. 장중경은 신장만 튼튼하면 모든 게 튼튼하다는 학설을 바탕으로 많은 사람을 치료했다.

그는 팔 굽혀 펴기를 꾸준히 하면서 내가 처방한 신장 약도 열심히 복용했다. 림프절 연고도 빼먹지 않고 발랐다. 70세가 될 무렵, 자전거를 타는데 재미를 붙인 뒤로는 매일 한 시간씩 자전거를 탔다. 개띠동호회에 가입하고 주말마다 동호인들과 장거리 주행을 떠나는데 재미를 붙였던 것이다.

아무튼 사고가 나자, 그는 여기저기 타박상을 입고 얼굴이 까지고 피가 났다. 다들 크게 다쳤을 걸로 생각했는데….

의사가 말을 끝맺지 못했다.

"80대 노인이 30대의 골밀도라니…."

뼈와 근육에는 아무런 이상이 없었다. 상처에 소독약만 바르고 응급실을 나왔다. 나오면서, 그는 우람한 팔뚝을 젊은 의사에게 보여 주면서 빙그레 웃었다.

허벅지는 굵을수록 좋다

팔 굽혀 펴기만 좋은 게 아니다. 80년대 초, 강원도에서 한약방을 할 때 만난 70대 중반의 박 노인을 보자.

박 노인은 젊었을 때, 산아비로 일했다. 산아비란 강원도 산골 마을에서 생활 물자를 조달하던 등짐장수를 가리키는 명칭이다. 이들은 영서지방에서 콩, 팥, 수수 같은 곡식이나 고추, 약초 등 80kg 정도의 물건을 지게에 짊어지고 험준한 백두대간을 넘어 양양, 주문진의 장터에 내다 팔았다. 돌아올 때는 마을 사람들이 부탁한 소금이나 생필품, 가재도구 등을 운반했고 해산물을 가져와 팔았다.

이들은 주로 조침령이나 곰배령, 구룡령을 넘어 다녔는데, 해 뜨면 걷기 시작해서 해지면 멈췄다. 쉴 때는 앉아 쉬지를 못했다. 짐

높고 험해서 새가 잠을 자고 넘었다는 해발 850m의 조침령에 세워진 백두대간 표지석.

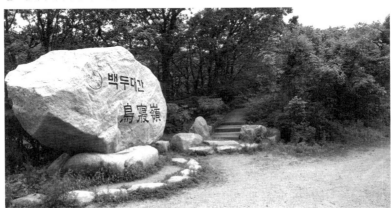

지게가 무거워서 일단 앉으면 다시 일어설 수 없기 때문이다. 바위에 비스듬히 지게를 받치고 서서 쉬곤 했다.

1960년대에 들어와 트럭이 등장하면서, 박 노인은 여느 노인들처럼 화전민 생활로 돌아갔다. 하루는 산에 갔다가 절벽에서 발을 헛디뎌 굴러 떨어지는 바람에 엉치뼈에 금이 갔다. 홍천에 있는 병원으로 옮겨 정밀 검사를 받았는데, 골밀도 검사를 한 의사가 입을 다물지 못했다. 젊은이 못지않게 뼈가 억세고 단단했기 때문이다.

비결이 궁금하다는 의사의 물음에 노인의 답은 한마디였다.

"등짐 많이 지고 오래 걸어 다녔기 때문이야."

핑거링 테스트라는 게 있다. 양손의 엄지와 검지로 고리를 만들어 종아리의 굵기를 재는 방법이다. 종아리에서 가장 굵은 부분을 감쌌을 때, 두 손가락이 맞닿지 않으면 건강한 상태고, 닿고도 남으면 근육이 부족한 상태다. 이미 근력약화 노쇠 현상이 시작된 것으로 봐도 무방하다는 징후다. 도쿄대 노인의학연구소의 이이지마 가쓰야 교수팀에 따르면, 종아리가 핑거링보다 굵은 그룹을 기준으로 헐렁한 그룹은 근감소증 위험이 6.6배나 높고 사망률이 3.2배 높다고 한다. 자택에서 생활하다가 요양원에 들어가는 비율도 두 배나 높았다.

허리둘레는 가늘수록 좋고 허벅지 둘레는 굵을수록 좋다. 때와 장소를 가리지 말고 많이 걷자. 허벅지에 근육이 생기고 장딴지 근육도 커진다. 걷기야말로 노년의 건강을 지키는 파수꾼이다.

생의 마지막을 어디서 맞이할 것인가

암 진단 받고 여행 떠난 91세 할머니

종합검진에서 위암이란 판정을 받은 90대 할머니가 있다. 슬하에 6남1녀를 두었는데 두 아들이 의사다. 의사 아들은 위를 전부 잘라내는 수술을 받아야 한다고 했고, 다른 자식들은 걱정만 앞세울 뿐 제 의견을 말할 수 없었다.

다행히 할머니는 무사히 수술을 마쳤다. 그런데 의식은 돌아왔지만 중풍 증상이 심했다. 몸을 제대로 가누지 못하고 혼자 대소변을 보지 못했다. 식사도 거의 못했다. 60kg 수준이던 몸무게가 38kg으로까지 줄었다.

자식들은 모친이 퇴원하면 요양병원에 모시기로 했다. 가족회의를 수없이 가졌지만 누가 모친을 모셔야 할지, 결론을 내리지 못했던 것이다. 요양병원으로 간다는 말을 들은 할머니는 이틀간 잠을 설쳤다. 요양병원에서 혼자 생을 마감할 생각에 기가 막혔다. 평소 자식들이 다 사회적으로 성공했다고 자랑했는데, 죽음을 앞에 두고 쓰레기 취급을 당하는 것 같은 신세가 한없이 서러웠다. 이럴 줄 알았으면 수술을 받지 말고 그럭저럭 지내다 죽을 것을….

여러분이라면 어떻게 하겠는가.

91세에 자궁암 말기라는 진단을 받고 치료 대신 여행을 떠난 할머니가 있었다. 미국인 노마 바워슈밋 할머니다. 의사가 자궁암이라고 진단하자, 할머니는 이렇게 말했다.

"내 나이가 아흔이에요. 여행을 떠날 겁니다."

의사가 답했다.

"고통스런 항암 치료와 그 부작용을 매일 봅니다. 수술로 얼마나 더 오래 살지 알 수도 없어요. 즐겁게 여행하십시오."

할머니는 아들 부부, 애완견과 같이 레저용 차를 타고 미국 32개 주를 돌며 2만 1000㎞를 달렸다. 난생 처음으로 열기구를 타고 승마 등 갖가지 유희를 체험하기도 했다.

여행 1주년을 맞은 인터뷰에서, 할머니는 병실에서 생의 마지막

91세에 말기암 진단을 받고도 미 대륙횡단 여행을 떠났던 미국의 노마 바워슈밋 할머니.

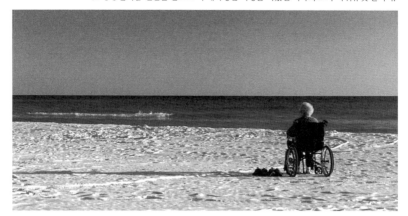

을 맞는 대신, 여행길에 나서기를 잘했다고 생각한다면서 다음과
같이 소감을 밝혔다.

"평생 겪어 보지 못했던 새로운 경험을 했어요. 내 여행이 많은
사람들에게 삶을 어떻게 마무리할까에 대해 대화를 불러일으켰으
면 좋겠어요."

여행을 통해 삶과 배려와 사랑, 그리고 '지금 이 순간'의 중요성
을 배웠다고 덧붙인 할머니는 그로부터 한 달여 만에 세상을 떴다.
하지만 할머니의 선택은 우리로 하여금 생의 마지막을 어디서 맞을
것인가 하는 문제를 다시금 고민하게 한다.

100세까지 아프지 않고 사는 법

우리는 대부분 낯선 병원에서 기계에 둘러싸인 채 고통스럽게 죽
음을 맞이한다. 평균적으로 네 명 가운데 세 명이 병원에서 치료를
받다가 죽는다. 그래서 죽음을 치료나 의학의 실패로 여기는 경향
이 강하다. 어떻게든 삶을 연장시키려는 죽음의 의료화로 자연스러
운 죽음이란 명제를 모욕하고 있는 것이다.

자연스런 죽음이란 무엇일까. 죽음의 질이 가장 좋은 나라로 평
가 받는 영국에서는 '익숙한 환경에서 존엄과 존경을 유지한 채 가
족 친지와 함께 고통 없이 죽어 가는 것'이라고 정의한다. 한마디로
기계에 의지한 채 죽지 않는 게 자연스런 임종을 맞이하는 열쇠라
는 이야기다.

우리도 국민소득이 50불 미만일 때에는 대부분 자연스러운 죽음
을 맞이했다. 그러나 국민소득이 3만 불 시대가 되자, 많은 사람이

나쁜 죽음, 최악의 죽음을 맞이하고 있다.

2018년 우리나라 신생아의 기대수명은 남자 79.7세, 여자 85.7세다. 건강수명, 즉 질병 없이 아프지 않고 살 수 있는 나이는 남자 64세, 여자 64.9세다. 다시 말하면 노인들은 남녀 각각 15.7년, 20.8년을 고통 속에 지내다가 죽는 것이다.

아프지 않고 사는 방법이 그렇게 어려울까.

아니다. 고통 없이 살다 죽는 비결은 의외로 간단하다. 첫째로 후추, 고춧가루, 허브, 향신료, 레몬 따위로 음식 맛을 내고 채소, 과일, 견과류를 자주 먹자. 둘째로 햄이나 소시지, 소고기, 돼지고기 대신 생선과 닭고기를 즐겨 먹자. 셋째로 삼계탕, 유황오리고기를 먹자. 넷째로 양파와 계피, 생강을 넣은 차를 수시로 마시자. 다섯째로 귀리와 현미로 지은 밥을 먹고 그 누룽지를 까맣게 태워서 우려낸 숭늉을 자주 마시자.

평소 이 다섯 가지를 위주로 섭생하면서 당분, 소금, 포화지방을 적게 먹으면 질병 없이 천수를 누릴 수 있다. 에베레스트를 오르건, 지구를 한 바퀴 돌건, 다음 문제다. 올바른 식생활이 먼저다.

한 가지, 빠진 게 있다. 두뇌 활동을 열심히 해서 치매나 중풍에 걸리지 않도록 노력하자. 죽는 게 무서운 게 아니다. 하루를 살더라도 맑은 정신, 맑은 기분으로 살아야 한다. 그러려면 끊임없는 노력이 필요하다.

요양병원에 들어간 지 10년쯤 된 친구가 있다. 환갑 전후로 정신이 오락가락하다가 치매가 심해서 입원했다. 올해 75세니까, 무려 15년간 치매로 고생하고 있는 것이다.

평생 열심히 일했던 친구다. 6·25전쟁 때 부산으로 피란 가서 구두닭이를 하면서 학업을 마쳤다. 대학을 졸업하고 큰 회사의 무역부에 취직했는데, 20여 년간 무역 업무를 맡으면서 전 세계를 스무 바퀴 이상 돌았다. 일요일도 없었다. 하루 15시간 이상 일했다. 전 세계를 가보지 않은 곳이 없지만 관광지는 단 한 군데도 가본 적이 없었다. 오직 일에만 매달렸다. 당뇨가 심한 데도 당뇨 수치만 조절할 뿐이었다.

바늘귀 꿰는 70대 할머니들

그는 대기업의 CEO가 되었지만 IMF를 겪으면서 회사가 파산했다. 회사가 법정관리에 들어가자, 담보로 내놓았던 집이 날아갔고 실업자 신세에 신용불량자로 전락했다. 평소 앓던 당뇨가 심해지면서 엎친 데 덮친 격으로 한쪽 신장이 망가졌다. 아들의 신장을 받아 이식 수술을 했지만 당뇨로 혈관이 나빠지는 바람에 뇌신경이 나빠져 정신이 오락가락했다. 결국 치매가 찾아왔고 요양병원에 들어간 것이다.

그는 앉아 있을 힘도 없다. 배에 삽입한 위루관으로 영양식을 공급 받고 산소호흡기에 의존해서 생명을 유지한다. 간혹 정신이 들면 높은 층의 병실로 옮겨 달라고 한다. 거기서 뛰어내릴 생각인 모양이다. 하지만 자살은 아무나 하는 게 아니다. 의식이 있고 힘이 있어야 한다.

그의 아내는 날마다 두 시간씩 남편 곁에 앉아 지켜보다가 돌아간다. 그런데 부인은 그와 한 살밖에 차이가 나지 않지만 바늘귀를 꿸 정도로 시력이 좋다. 하루 두 시간 이상 참선과 발끝 치기를 한 덕분이다.

부인은 20년 전부터 아침에 눈을 뜨자마자 똑바로 누워 발끝 치기를 천 번쯤 하고 틈틈이 목 돌리기 운동을 했다. 웬만한 데는 다 걸어 다녔다. 걷거나 앉아 있을 때나 하루 종일 출장식 호흡을 했다. 건강을 위해 남편과 함께 시작한 습관이었지만 남편은 중도포기하고 말았다.

나이가 들면 누구나 건강의 중요성을 깨닫는다. 특히 중풍이나 치매가 오는 것을 겁낸다. 그래서 햇빛 아래 2시간 걷기, 발끝 치기 1시간, 목 돌리기 목 운동을 포함한 출장식 호흡 1시간 등 세 가지는 필수다. 부족한 것은 음식으로 보충하면 된다.

또 한 가지가 있다. 깊은 잠을 자도록 해야 한다. 잠잘 때 자주 깬다는 것은 그만큼 건강하지 못하다는 증거다. 숙면은 쾌식快食, 쾌변快便과 함께 건강의 3대 비결이다.

요즘 장수건강에 관한 정보가 홍수를 이룬다. 하지만 100세까지 건강하게 살고 싶으면 쓸데없는 건강 정보는 다 버려야 한다. 건강 염려증도, 죽을까 봐 떠는 공포증도 버려야 한다.

2016년 당시 세계 최고령 여성으로 123세에 세상을 떠난 베트남의 응우옌 티 트루 할머니가 장수 비결이라고 언급한 다섯 가지는 우리들에게 많은 교훈을 시사한다.

첫째로 화를 내지 않는다.

둘째로 생각을 많이 하지 않는다.

셋째로 유유히 생활한다.

넷째로 많이 웃는다.

다섯째로 치아를 잘 간수한다.

돌연사를 막을 수 있는 지혜

돌연사의 전조 증상

멀쩡한 사람이 멀쩡하게 지내다가 갑자기 죽는 것을 돌연사라고 한다. 질병관리본부 통계에 따르면, 2017년 급성심장정지로 사망한 사람이 2만 6000명이었다. 이 중에서 사고나 자살, 질병 말기 증상으로 심장이 멈춘 사람을 제외하면 1만 8000여 명이 돌연사한 것으로 추정된다. 이들은 대부분 심근경색, 심부전증 등 심장에 문제가 생겨 목숨을 잃었다. 멀쩡하게 있다가 딱 한번 생긴 심장 이상으로 죽은 것이다. 2017년의 경우, 급성심장정지 환자 중 생존율은 8.7퍼센트에 불과했다.

심장 전문의들은 추운 겨울 새벽에 아침 운동이나 등산을 피하라고 조언한다. 추운 곳으로 가면 혈관이 수축되는데, 심장동맥이 좁아지면 심장에 피가 충분히 공급되지 않아 문제가 생기기 때문이다. 특히 아침에는 혈관 속 덩어리인 혈전이 잘 생겨 심장에 부하가 걸리기 쉽다.

돌연사는 갑자기 오는 게 아니다. 전조 증상이 있다. 가슴이 답답하고 찌릿찌릿하거나 쥐어짜는 것 같은 통증이 몇 분간 지속되면서 어깨, 턱으로까지 번지고 식은땀이 난다면, 그리고 체한 것 같고 호흡 곤란, 구역질, 어지럼증 같은 증상을 보인다면 돌연사의 전조 증상으로 보는 게 옳다.

의학계에서는 생활습관 병이기에 금연, 운동, 건강한 식사, 스트레스 줄이기 등 생활 속 노력으로 예방할 수 있다고 말한다. 세계보건기구 또한 금연, 절주하고 건강한 음식에 스트레스를 줄이면서 운동을 하는 게 좋다고 권한다.

3년 전부터 고혈압으로 약을 먹고 있는 50대 초반의 최 부장은 최근 죽을 고비를 경험했다. 허리 디스크와 전립선에 이상이 있어 병원에서 처방 받은 약만 믿고 폭음, 폭식에 과로하다가 돌연사할 뻔했던 것이다.

어느 날, 회사 근무 중에 가슴 통증이 심했다. 직원들이 눈치 챌까 봐 식은땀만 흘리며 참았다. 다행히 한 직원이 눈치 채고는 구급차를 불렀다. 의사가 말했다.

"5분만 늦었어도 위험했어요."

죽을 고비를 넘긴 그가 나를 찾아와서 물었다.

"혈압 약을 3년간 먹으면서 혈압은 정상이었어요. 그런데 죽을 뻔했으니 혹시 약에 문제가 있는 게 아닐까요?"

혈압 약은 혈관 벽을 확장하여 혈액의 흐름을 원만하게 하는 약이다. 혈액을 깨끗하게 만들어서 혈압을 정상으로 만들어야지, 혈관 확장으로 혈압을 잡는 것은 바람직한 치료가 아니다. 건강한 신장을 만드는 게 우선이다. 신장은 몸속의 독소를 걸러 내고 혈액을 깨끗하게 하는 정수기 역할을 하기 때문이다.

'마싸'가 되자

하루는 서점에 갔다가 《아침에는 죽음을 생각하는 것이 좋다》는 제목의 책이 눈에 띄었다. 서울대 김영민 교수가 지은 산문집이다.

'나는 어려운 시절이 오면 어느 한적한 곳에 가서 문을 닫아 걸고 죽음에 대해 생각하곤 한다. 그렇게 하루를 보내고 나면 불안하던 삶이 견고해지는 것을 느낀다. … 나는 이미 죽었기 때문에 어떻게든 버티고 살아갈 수 있다고.'

이미 한 번 죽어 봤던 그는 책의 구절구절이 본인 이야기처럼 다가왔다. 그는 나름대로 목표가 있었다. 임원이 되는 것이었다. 그런데 죽음을 겪고 나니 다 웃기는 짓이었다. 회사에 몸 바쳐 죽음을 재촉하는 어리석은 모습이 보였다.

덴마크의 심리학자 스벤 브링크만은 《철학이 필요한 순간》에서 '행복은 쾌락이 아니라 의미 있는 삶에서 나온다'고 했다. 돈이나 지위, 학벌, 명예처럼 도구가 되어야 할 가치들이 목적으로 변질됨에 따라 행복에서 멀어지고 있다는 지적이다. 주객전도가 되면 안 된다는 이야기다.

요즘 젊은 세대에서는 '마싸'가 트렌드다. '마싸'는 마이 사이더 *My sider*의 줄임말로, 유행이나 남의 말에 좌우되지 않고 자신만의 기준에 따라 자기 방식대로 사는 사람을 뜻한다. 그 전에는 아웃사이더*Outsider*의 줄임말로, 기존의 틀을 깨면서 고독한 늑대처럼 무리에 어울리지 못하고 혼자 지내는 사람이란 의미의 '아싸'가 유행했다. 또 그와 반대되는 인사이더 *Insider*의 줄임말로, 조직이나 무리에 적극적으로 어울려 지내며 세상을 따라가면서 스스로 자기 위치를 찾는 '인싸' 역시 대세였다.

젊은이들이 남의 평판이나 사회적 기준에 신경을 쓰지 않고 행복의 기준과 가치를 오직 자신에게 두는 '마싸'가 되는 것은 바람직한 현상이다. 일찍이 석가모니는 '소리에 놀라지 않는 사자와 같이, 그물에 걸리지 않는 바람과 같이, 흙탕물에 더럽히지 않는 연꽃과 같이 무소의 뿔처럼 혼자서 가라'고 했다. 진리를 깨달을 때, 다른 사람들의 의견에 휘둘리지 말고 자신이 진심으로 옳다고 믿는 바를 선택하라는 가르침이다.

남에게 의존하지 않으면서 자신감과 자존감을 갖고 스스로 힘을 길러 현명하게 판단하면 삶은 보람차게 된다. 아인슈타인도 성공하는 사람이 되지 말고 가치 있는 사람이 되라고 했다. 성공하는 사람은 본인의 노력만으로 이루어지지 않지만 가치 있는 사람은 노력만 하면 누구나 될 수 있다.

흔히 자아실현을 이야기하는데, 자아실현은 신기루나 다름없다고 보는 게 옳다. 노력하거나 능력이 있다고 되는 게 아니기 때문이다. 세상에는 엄청 노력하고 비상한 능력이 있어도 자아실현에 실패한 사람이 수두룩하다. 자아실현에 목매기보다는 자기 분수를 알고 주어진 현실에 만족하고 즐거움을 찾는 게 더 현명하다.

최 부장 역시 '마싸'처럼 생각을 바꿨다. 우선 임원이 되겠다는 목표부터 포기했다. 그러자 평소 경쟁 상대로 여기던 동료들이 동지로 변했다. 회식 자리에도 가지 않았다.

그는 신장 약과 진창미 숭늉으로 몸을 다스렸다. 아침과 밤마다 공진단 추출액을 목과 허리에 바르고 30분간 출장식 호흡을 했다. 차로 한 시간 걸리는 출퇴근 역시 걸어다녔다.

반년이 지났다. 완쾌되었다는 소식을 전하려고 찾아온 그는 정말 딴 사람처럼 보였다. 처음 만났을 때의 첫인상은 야심만만한 중견 직장인이었는데, 이제는 동행한 부인의 말처럼 너그러운 보통 사람처럼 보였다. 부인의 얼굴에도 화사한 기운이 돌았다.

열심히 사는 게 중요하다

2013년 80세의 나이에 에베레스트 정상을 밟은 일본의 미우라 유이치로는 심한 부정맥, 고혈압, 심장병으로 남은 수명이 3년쯤 된다는 진단을 받고도 등정 길에 올랐다. 이왕 죽을 거, 산이나 가 보고 죽자는 심사였던 것이다. 그에게 성공이나 실패는 아무런 의미가 없었다. 그냥 가는 것이고 도전하는 즐거움이었다.

에베레스트 최초의 무산소 등정 기록을 남긴 이탈리아의 라인홀트 메스너가 셰르파와 산소통 없이 에베레스트를 등정하겠다고 하자, 주위 사람들이 하나같이 말렸다.

"8000m는 죽음의 능선이다. 산소 양이 30퍼센트밖에 안 돼 뇌부종이 생긴다. 의식을 잃고 죽고 만다."

그러자 메스너가 답했다.

"아무도 해 보지 않은 일이다. 죽을지 살지, 아무도 해 본 사람이 없다. 과학적 수치만으로 겁먹을 필요는 없다. 죽는지 사는지, 내가 해 볼 거다."

실제로 사는지 죽는지는 따질 게 아니다. 성공이나 실패도 마찬가지다. 따질 필요가 없다. 열심히 사는 게 중요하다.

죽으려고 마음먹은 지 10년 지나도록 여전히 살아 있는 70대 초반의 후배가 있다. 그는 20대부터 심장과 신장이 나빴다. 심장에 스턴트를 하고는 조심조심 살았다. 외아들이라 결혼하고 노모를 모셨다. 노처녀 누나도 한 명 있었다. 시어머니, 손위 시누이, 그리고 언제 죽을지 모르는 남편을 둔 아내는 마음 편한 날이 없었다.

10여 년 전, 부정맥이 심해 혈압을 쟀더니 수치가 180까지 올라갔다. 200까지 올라갈 때도 있었다. 당뇨도 심했고 신장 기능 또한 20퍼센트 이하였다. 병원에서는 신장투석에 대비해야 할 것 같다고 진단했다. 마지막이란 말처럼 들린다면서 나를 찾아왔다. 혈압 수치가 180~140을 오락가락한다면서 아무리 약을 먹어도 내려가지 않는다는 것이다.

"미국의 루스벨트 대통령은 220~180의 혈압으로 10여 년간 대통령 자리에 있었어요. 떨 거 없어요. 신장을 치료하고 출장식 호흡을 하면 혈압은 정상으로 돌아와요."

죽을 마음을 갖고 있다면 못할 게 없다. 고혈압, 당뇨, 심장병, 신장병은 다 신장 기능이 약해서 생긴 병이다. 후배는 신장 약을 처방받고 검은색 숭늉으로 섭생의 기본을 삼았다. 출장식 호흡과 걷기로 인생의 기초를 세웠다. 그리고 미우라 유이치로와 라인홀트 메스너를 삶의 멘토로 삼았다.

그가 죽으려고 마음을 먹은 지 벌써 10년이 지났다. 하지만 그는 50여 년 전보다 훨씬 더 건강하고 즐겁게 살아가고 있다.

반신불수 부인의 리츄얼

　요즘 젊은이들은 나이 든 사람들이 말만 하면 '꼰대'라고 한다. 어쩌다가 '내가 네 나이 때는⋯' 하고 말하면 꼰대라고 무조건 업신여긴다. 그런데 이 꼰대들의 특징은 휴일도 없고 여행도 모르고 하루 12시간 이상을 죽으나 사나 일에 전념해 온 사람들이라는 점에 있다. 오로지 일하는 데서만 보람을 찾고 몸을 삭히는 것으로 행복을 찾던 사람들이다.

　삶이란 생을 삭히는 것이다. 중요한 것은 삭히면서 발효시킬 것인지, 아니면 부패시킬 것인지 하는 과정의 문제다.

장례식 준비했는데 살아난 노인

　늘 죽을 궁리만 한다는 50대 부인이 찾아왔다. 부인은 4년 전에 소뇌경색으로 쓰러졌다. 우측 팔다리가 마비되고 운동 조절이 잘되지 않았다. 혼자 일어나기는커녕 앉아 있기도 힘들었다. 3년간 재활 치료를 받았으나 효과가 없었다. 그러자 심한 우울증이 왔다. 기분이 우울하고 짜증나고 매사에 의욕이 없었다. 자신이 쓸모없는 인간이란 생각까지 들어서 항상 자살할 궁리만 했다.

몸은 아프고 사는 게 고통인데, 불면증이 부인을 더욱 괴롭혔다. 수면제와 우울증 약을 아무리 먹어도 나아지지 않았다. 오히려 신경안정제의 양만 늘어 갔다. 한마디로 스스로 삶을 부패시키고 있는 과정이었다.

나는 부인에게 전날 전화통화를 했던 노인에 대한 이야기를 해 주었다. 그 노인은 5년 전에 대장암 수술을 받았다. 항암 치료를 받으면서 부작용이 왔고 패혈증으로 거의 죽게 되었다. 가족들은 장례를 치를 준비까지 했다.

그런데 기적이 일어났다. 죽지 않고 살아난 것이다. 암세포도 사라졌다. 그러다가 3년 전에 폐에 암세포가 생겼다는 진단을 받았다. 다시 항암 치료를 받았다. 네 번쯤 받자, 체중이 14kg이나 줄어 치료를 중단했다. 밥은커녕 물도 삼키기 힘들었다.

결국 노인은 그냥 죽기로 결심했다. 그러자 갑자기 먹고 싶은 게 많았다. 닥치는 대로 먹었다. 먹다 죽은 귀신은 때깔도 좋다고 하지 않던가. 몸에 해롭건 말건 개의치 않았다. 죽을 사람이 뭘 따지냐는 심사였다.

이때부터 이상한 현상이 일어났다. 체중이 늘어나고 기운이 생겼다. 여기저기 여행을 다녔다. 미국에 살고 있는 딸에게도 다녀왔다. 틈날 때마다 유명 관광지도 두루 구경했고 사찰도 수십 군데나 답사했다. 그러다가 교통사고를 당해 병원에 입원했다는 소식을 내게 전화로 알린 것이다.

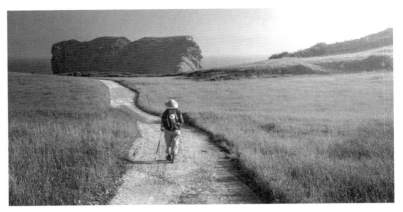

번뇌나 집착, 탐욕에서 벗어나려면 육체적인 고행이 뒤따라야 한다(사진은 산티아고 순례길을 걷고 있는 순례자).

"오늘 퇴원해요. 그런데 큰일났어요. 무릎에 철심을 다섯 개, 엉치뼈에 세 개, 어깨에 일곱 개나 박았어요. 의사는 괜찮다고 하지만 걱정돼요."

나는 노인에게 심장에 총알이 박힌 채 11년간 살았던 백범 김구 선생, 목구멍에 총알이 박힌 채 5년간 살았던 레닌에 대한 이야기를 해 주었다. 이야기를 들은 노인은 마음이 놓인다면서, 이제부터라도 새 여행 계획을 짜야겠다고 했다.

이야기를 듣던 50대 부인이 내게 물었다.

"그 분의 연세가 어떻게 되나요?"

"올해 여든 셋 되는 할머니예요."

"그래요? 그럼 나도 이제부터 리츄얼을 만들어야겠네요."

'리츄얼Ritual'이란 일상에서 반복하는 의미 있는 행동을 뜻하는 말이다. 마음보다는 행동으로 보여지며 삶의 에너지를 불어넣는 긍정적 습관을 일컫는다. 부인의 말인즉, 자신이 통제할 수 없는 것에 마음을 빼앗기고 불안해하기보다 자신이 손쉽게 할 수 있는, 일상

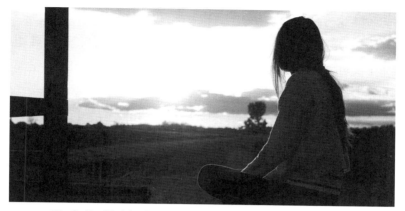
뜨는 해, 지는 해를 바라보며 태양의 기운이 나를 일으켜 세워준다는 신념으로 출장식 호흡을 하자.

의 통제가 가능한 생활방식에 집중하겠다는 것이다.

꿀잠의 놀라운 효과

먼저 부인은 해바라기를 시작했다. 낮에는 무조건 눕거나 자지 않기로 했다. 졸리면 앉아서 졸기로 했다. 그리고 모든 약을 끊었다. 병원에서 처방 받은 약 외에 건강 기능식품을 무척 많이 먹던 부인이었다.

부인은 새벽녘에 일어나 뜨는 해를 바라보고 두 시간을 보냈다. 오후에는 앉아서 한 시간가량 지는 해를 바라봤다. '저 태양의 기운이 일 년 후에는 나를 일으켜 세운다'는 주문을 되뇌면서…. 틈틈이 옆에 매어 놓은 줄을 잡고 걸었다. 출장식 호흡도 곁들였다.

처음에는 10분도 앉아 있는 게 힘들었다. 힘들면 의자에 비스듬히 누워 태양을 바라보며 호흡하고 주문을 외웠다. 처음 한 달은 무척 힘들었다. 죽을 것처럼 힘들었다. 그럴 때마다 '이래 죽으나 저래 죽으나 죽기는 매일반이다' 라고 생각하며 버텼다.

한 달쯤 지나자, 한 시간을 앉아 있어도 견딜 만했다. 당연히 한 시간 동안 출장식 호흡이 되었다. 1분을 서 있기 어려웠는데 10분씩이나 줄을 잡고 걸을 수 있었던 것이다.

누누이 강조하지만, 번뇌나 집착, 탐욕, 고민은 벗어나거나 버리겠노라고 마음먹는다고 해서 벗어나거나 버려지는 게 아니다. 강도 높은 육체적인 운동이나 노동이 필요하다. 석가모니나 예수 같은 위대한 성인들은 육체적 고행을 통해 높은 정신세계에 들어간 것이지, 편하게 앉아서 진리를 터득한 게 아니다. 건강한 사람이라면 심한 노동이나 운동을 통해 벗어날 수 있지만, 몸이 아픈 중환자는 힘들게 걷는 것만으로도 충분히 육체적인 고행이 된다.

시간이 가고 철이 바뀌자, 1분은 10분이 되고 10분은 한 시간이 되었다. 일 년이 지나자, 부인은 양손에 지팡이를 잡고 노르딕 워킹으로 동네 나들이를 할 수 있었다.

낮 시간 내내 해를 바라보며 힘겨운 투쟁을 하자, 저녁 식사를 마치면 곧바로 깊은 잠에 빠져들었다. 바로 이 꿀잠이 부인의 건강을 회복시킨 원동력이었다. 전에는 통증과 불면증으로 지옥 같은 밤을 보냈는데, 이게 몽땅 없어졌다. 잠잘 때는 몸을 구부린 채 오른쪽으로 눕고 마음속으로 네 걸음 걸으면서 내쉬고 두 걸음 걸으면서 들이마시는 출장식 호흡을 하며 잠들었다. 죽은 사람처럼 반듯이 눕는 것보다 옆으로 눕고 무릎을 약간 구부리되, 왼쪽보다 오른쪽으로 눕는 게 간이나 폐에 좋다는 말을 들었기 때문이다.

아무리 불치병에 걸려도 꿀잠을 자면 희망이 있다. 영국에서 삶의 행복지수를 조사했는데, 상위 20퍼센트가 꿀잠을 첫 번째로 꼽았다. 역시 그만한 이유가 있었던 것이다.

진짜 잘사는 사람

유럽인이 한국에 와서 제일 이해하기 힘들었던 게 '잘사는 사람'이란 말의 뜻이라고 한다. 취미가 유별나거나 봉사활동을 많이 하는 사람을 가리키는 말이라고 생각했었는데, 알고 보니 돈 많은 사람을 잘사는 사람으로 여기고 있다는 것이다.

나를 찾아온 부인도 통념상 잘사는 사람의 축에 속한 사람이지만 날마다 자살할 궁리만 했다. 그러다가 진짜로 잘사는 궁리를 하고 리츄얼을 만들고 진짜로 잘사는 사람이 되었다. 부패로 마칠 인생을 발효를 통해 부활한 것이다. 부인의 주문이 통한 셈이다.

세계보건기구는 건강에 대해 '육체적, 정신적, 영적 및 사회적으로 완전히 행복한 상태를 말한다. 단순히 질병이나 병약함이 없음을 뜻하는 게 아니다' 라고 정의하고 있다. 건강과 행복이 한 배를 탄다는 의미다.

건강해야 행복하고 행복해야 건강하다. 하지만 세계보건기구의 정의대로 정신과 육체와 영혼과 사회적 위치가 완전히 행복한 사람이 있을까. 이 네 가지를 충분히 가졌는데도 불행한 사람이 있고 시원치 않아도 행복한 사람이 있다.

결국 내가 건강하다고 여기면 건강한 것이고 내가 아프다고 여기면 환자가 되고 만다. 행복도 마찬가지다. 내가 행복하다고 여기면 행복하고 불행하다고 여기면 불행하다. 무엇이든지 잘 삭히면 발효가 되고 잘못 삭히면 부패하기 마련이다.

똥줄 타게 살아가니 치질이 올 수밖에

치질과 스트레스

46세의 나폴레옹은 워털루 전투에서 패하고 역사무대에서 사라졌다. 패배 원인은 여러 가지가 복합된 것이지만 건강이 한 몫을 차지했다는 것도 정설이다.

그는 항상 똥줄이 탔다. 욕심은 많고 황제 노릇은 해먹어야 하고 견제하는 세력들은 막강하고…. 엄청난 스트레스에 시달렸다. 스트레스로 그의 똥줄은 타들어 갔다. 똥줄이 타면 똥끝이 타면서 변비가 심해지고 치질이 생긴다. 치질로 배설이 원만하지 않으면 독소가 빠져 나가지 못해 여러 가지 합병증이 발생한다. 나폴레옹 역시 치질이 심해지면서 건강이 나빠졌다.

건강이 나쁘면 판단력이 흐려지고 화를 잘 내게 된다. 두뇌가 명석한 나폴레옹도 건강을 잃으면서 판단 능력도 잃었다. '승리는 가장 끈기 있는 자에게 돌아간다'고 입버릇처럼 말하던 인물이었지만 치질 때문에 조급증이 생기자, 결국 황제 자리를 잃고 말았다.

항문과 관련된 모든 질환을 치질이라고 한다. 정맥류는 여자 장딴지에만 생기는 게 아니다. 치질도 항문에 발생하는 정맥류다. 지구 중력이 항문에 모여 있는 혈액을 잡아당기고 심장은 이 혈액을 끌어올리는데, 이 균형이 잘못되어 중력이 이기면 항문 언저리의 혈액이 제대로 순환되지 않아서 치질이 발생한다.

개도 안 걸리는 게 치질이다.

인간이 직립 생활을 하자, 항문의 위치가 심장보다 낮아졌다. 개처럼 네 발로 다니면 항문의 위치가 심장보다 높아져 자연스럽게 심장 쪽으로 혈류가 흐른다. 그런데 두 발로 다니면서 치질이 생겼다. 치질은 충치 다음으로 많은 질환이다. 많은 사람이 고생하면서도 쉽게 말하지 않는 질병이기도 하다.

치질의 원인은 여러 가지다. 섬유질을 적게 먹어도 생기고 너무 많이 먹어도 생긴다. 예전에 식량이 모자랄 때는 칡뿌리, 느릅나무 뿌리 따위를 먹었다. 영양가가 거의 없는 섬유질을 먹으면 항문으로 그대로 나오면서 항문 혈관을 파괴한다. 그래서 찢어지게 가난하다는 말까지 생겼다.

치질은 또 스트레스 때문에 면역 기능이 저하되어 생기는 경우도 많다. 60대 초반인 김 변호사의 경우를 보자. 그는 7년 전에 대장암 수술을 했다. 아주 잘 끝났다. 하지만 이내 치질과 탈장이 생겼다. 툭하면 혈변이 나왔다. 이러다가 죽는 게 아닐까 하는 생각에 겁부터 났다. 4년 동안 온갖 치료를 받았으나 상태는 좋아지지 않았다. 나아졌다가 심해졌다가를 반복했을 뿐이었다. 생각보다 치료하기 어려운 게 치질이다.

일상 생활에서 깨우쳐야

그에게는 거액이 걸린 수임 사건이 많았다. 큰돈이 걸리면 그만한 크기의 스트레스가 따라오는 법이다. 그 역시 나폴레옹처럼 항상 똥줄이 타는 생활을 해 왔고 대장암도 그 결과로 나타난 증상이었다. 암은 초기였기에 수술로 깔끔하게 완치되었지만 그 후유증으로 생긴 치질은 여느 치질보다 치료가 어려웠다.

마음이 가는 곳에 몸이 가는 법이다. 우쭐대는 마음은 딱딱하고 엉망진창인 몸을 만든다. 엘리트 코스를 거친 그는 나름대로 자신이 똑똑하다고 여기면서 아폴로 신드롬에 빠져 있었다. 따라서 병을 고치려면 먼저 마음부터 달라져야 한다. 제가 제일 잘 낫다고 여기는 마음부터 버려야 한다. 교만의 본질은 열등의식과 안달과 의심인 것이다.

교만을 버리고 살 것인가, 아니면 교만을 떨다가 죽을 것인가. 그는 살길을 찾았다. 로펌의 대표 자리를 후배에게 맡기고 업무 중심

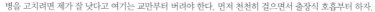

병을 고치려면 제가 잘 낫다고 여기는 교만부터 버려야 한다. 먼저 천천히 걸으면서 출장식 호흡부터 하자.

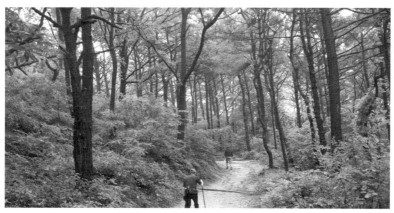

에서 빠졌다. 일에서 오는 스트레스부터 줄였다.

먼저 아침에 일어나 따뜻한 숭늉을 마시고 공진단 연고를 목과 허리, 아픈 곳에 바르면서 마사지를 했다. 이어 발끝 치기를 5분, 상모돌리기 목 운동을 5분, 참선 호흡을 5분 정도 하고 식사를 했다. 식사는 살짝 익힌 채소와 껍질을 벗긴 과일을 잔뜩 먹어 배를 채운 다음에 먹고 싶은 음식을 먹었다.

식사를 끝내고 30분쯤 지나서 신장과 대장에 도움을 주는 피토테라피를 마시고 근처 산으로 갔다. 천천히 산길을 걸으면서 출장식 호흡을 했다. 저녁 식사 후에는 동네를 한 바퀴 돌고 방안에서 참선 호흡을 했다. 처음에는 아내가 보는 TV소리 때문에 호흡에 집중되지 않았지만 한 달쯤 지나자, TV에서 나는 소리가 거의 들리지 않았다. 석 달이 지나자, 옆에서 뭔 소리가 나든 개의치 않고 호흡에 집중할 수 있었다. 보이지도 않았고 들리지도 않았다. 마음이 편안해졌다. 치질 증세 또한 호전되었다. 똑바로 걸을 수 있었다.

역시 '대은大隱이 시은市隱'이란 옛말 그대로다. 크게 깨우치려면 깊은 산속이 아니라 많은 사람들이 북적거리는 저잣거리에서 깨우쳐야 한다.

그는 전형적인 소음인이었다. 나는 동의수세보원에 나오는 소음인 보중익기탕에 산사를 잔뜩 넣어 처방했다. 일 년이 지나고 마음이 안정되자, 항문 혈액이 정상적으로 흐르면서 더 이상 치질은 말썽을 부리지 않았다. 혈뇨나 통증 또한 더 이상 나타나지 않았다.

아픈 데는 나름대로 이유가 있다

수술 마니아로 바뀐 운동 마니아

'행복한 가정은 모두 비슷한 이유로 행복하지만 불행한 가정은 저마다 각기 다른 이유로 불행하다.'

톨스토이의 소설 《안나 카레니나》의 첫 구절이다.

소설에서, 98퍼센트의 좋은 조건을 갖고 있던 주인공은 겨우 2퍼센트 남짓 되는 부족한 것을 찾다가 불행에 빠지고 자살로 생을 마감한다. 그래서 성공은 여러 가지 요소들이 모두 충족되어야 가능하며 어느 한 가지 요소라도 어긋나면 실패할 수 밖에 없다는 '안나 카레니나의 법칙'이 건강에서도 중요한 화두로 등장한다. 건강한 사람은 골고루 영양을 섭취하고 정신적으로 안정되어 있지만 건강이 나쁜 사람은 그 나름대로 건강을 망치는 분명한 이유가 있는 법이기 때문이다.

중소 규모의 건설회사를 갖고 있다는 50대 초반의 남자가 찾아왔다. 그는 3년 전에 엄지발가락 밑에 티눈이 생겨 수술을 했다. 일 년이 지나자, 수술한 부위 근처에 다시 티눈이 생겨 다시 수술을 받았다. 이때부터 발바닥이 아파서 되도록 걷기를 피했다. 회사에서 주로 앉아 있었고 집에서도 앉아서 TV만 보는 시간이 많았다.

그전까지만 해도 그는 운동 마니아였다. 새벽마다 헬스클럽에 가서 한 시간씩 운동하고 회사로 갔다. 저녁에는 스포츠댄스를 한 시간씩 즐겼고 주말에는 골프장에 갔다. 술, 담배를 안 하고 열심히 운동만 하면서 사업에 힘을 쏟았다. 평소 '몸이 건강해야 정신이 바로 서고 정신이 바로 서야 사업이 바로 선다'고 강조하던 그였다.

그러나 티눈 제거 수술을 받은 다음부터는 모든 게 달라졌다.

우선 발을 디딜 때마다 아프자 똑바로 걷지 못하고 비스듬히 걸었다. 자연히 허리가 아팠다. 헬스클럽은 물론, 골프나 스포츠댄스도 즐길 수 없었다. 몇 달을 참고 견디다가 병원을 찾았더니, 허리 디스크라는 진단이 나왔다. 수술하는 게 좋겠다는 의사의 말을 좇아 수술을 했다. 통증은 덜했으나 힘을 쓸 수가 없었다. 오히려 더 피곤했다.

얼마 지나지 않아, 이번에는 종합건강검진에서 갑상선암이 있다는 검사 결과가 나왔다. 또 의사 말대로 수술을 했다. 수술은 완벽하게 잘 마무리되었고 후유증은 없을 거라고 했다. 하지만 하루 종일 피곤하고 허리가 아프고 발이 아팠다. 전립선에 이상이 있는지, 발기도 시원찮았다.

2015년 유엔이 발표한 생애주기별 연령지표를 따르면, 그는 청년에 속한다. 이 연령지표를 보면, 18~65세는 청년, 66~79세는 중년, 80~99세가 노년, 100세 이상은 장수노인이다. 그러니까 연령으로 보면 혈기왕성한 청년이어야 할 텐데 청년이나 장년이 아닌 병든 노년의 몸이 된 것이다.

그는 전립선 치료차 병원에 가기 전에 나를 찾아왔다.

그동안의 일을 듣고 보니 첫단추부터 잘못 끼운 꼴이었다. 티눈은 굳은살이다. 유명한 갈비집에서는 고기를 연하게 만들려고 키위나 파인애플을 갈아서 고기를 숙성시킨다. 티눈도 마찬가지다. 키위나 파인애플을 갈아서 뜨거운 물에 섞고 발을 담그면 굳은살이 말랑말랑해지며 티눈이 사라진다.

걷지 않으면 근육이 약해지는 법이다. 발바닥이 아파서 비스듬히 걸으면 허리뼈가 삐뚤어지고 근육에 영향을 준다. 이럴 때는 양손에 스틱을 잡고 노르딕 워킹을 해야 한다. 허리를 곧게 펴고 똑바로 걸어야 한다.

내가 보기에, 그가 가장 크게 잘못한 선택은 갑상선암 수술이었다. 의료 선진국의 경우, 갑상선암은 그냥 놔두는 게 최선이라는 설이 유력하다. 자기 몸은 자기가 주인이다. 함부로 남의 말에 넘어가 칼질을 해서는 안 된다. 원상복귀가 안 되는 것을 감행할 때는 심사숙고해야 한다. 잘못된 결혼은 이혼하면 되지만 잘라 낸 갑상선은 도로 붙일 수 없다.

나는 그의 재활 계획을 세웠다. 전립선 약을 처방하고 키위 즙에 발을 담그면서 노르딕 워킹을 하도록 했다. 한 달이 지나자, 티눈이 사라졌고 석 달이 지나자, 허리가 튼튼해졌다. 일 년이 지나자, 다시 청년의 몸이 되었다. 지옥에서 해방되는데 무려 일 년이 걸린 것이다. 그를 고생시켰던 질병들은 모두 티눈에서 비롯되었다. 티눈 하나 때문에 운동 마니아에서 수술 마니아로 변신했으니, 말하자면 티눈이 곧 '안나 카레니나 법칙'의 출발점이었던 셈이다.

연탄불에 구운 삼겹살

건강에 이상이 있다는 옐로카드를 무시하고 교만을 부리다가 피부병으로 혼쭐난 사람도 있다.

날마다 10㎞를 달리는 60대 초반의 남자다. 그는 매년 마라톤대회에 세 번 이상 참가한다. 울트라마라톤대회에도 참가한다. 뛰고나면 갈증이 나는데, 갈증 해소에는 소주가 최고라면서 함께 달린 동료들과 매번 소주 파티를 갖는다. 안주는 연탄불에 구운 삼겹살이 단골 메뉴였다.

그는 20여 년 전에 친구의 보증을 섰다가 쫄딱 망했다. 갓 마흔 살을 넘길 때였다. 집이 경매 처분되고 산동네로 이사하면서부터 날마다 소주를 세 병씩 마셨다. 죽을 것만 같았다. 그때 한 친구가 달리기를 권했다. 그 친구는 교통사고로 다리를 다쳐 걷는 게 힘들었지만 이를 악물고 쌍지팡이 짚은 채 날마다 2㎞씩 걸었다. 2시간이나 걸렸다. 달팽이처럼 걸은 것이다. 석 달쯤 지나자, 5㎞를 걸을 수 있었다. 걸린 시간은 2㎞ 걸을 때와 비슷했다. 하지만 일 년쯤 지나자 지팡이 없이 걸을 수 있었고, 다시 일 년이 지나고 나서는 단축마라톤에 참가할 정도로 건강을 되찾았다.

그는 이 친구의 권유에 따라 달리기를 시작했다. 일 년쯤 지나자, 마라톤에 참가할 수 있을 만큼 건강을 회복했다. 울트라마라톤대회에도 참가했고 예전처럼 술을 마셔도 숙취가 없었다.

3년 전, 울트라마라톤대회에 참가했을 때였다. 70㎞쯤 달릴 무렵, 갑자기 가슴이 아팠다. 숨 막히게 아팠다. 천천히 걸으면서 맥을 짚어 봤더니 부정맥이었다. 10분쯤 천천히 걷자, 맥박이 정상으로 돌아왔고 끝까지 뛰어 완주했다.

2년 전부터는 온몸에 피부병이 생겼다. 술 마시는 양을 줄이긴 했지만 계속 마셨다. 안주 역시 연탄불에 구운 삼겹살을 즐겼다. 연탄불에 굽는 삼겹살은 담배 60개비를 물고 있는 것이나 다름없다는 임상 보고를 몰랐던 것이다.

일 년 전부터는 피부가 가렵기 시작했다. 20여 년 걸려 빚을 다 갚아서 이젠 세상에서 두려운 게 없다고 생각했는데, 빚보다 더 무서운 게 생긴 것이다. 자나 깨나 가려웠다. 아무리 빚이 많아도 죽고 싶은 적이 없었지만 온몸이 가려우니 죽고 싶었다. 동료들과 샤워는커녕 어울리기도 싫었다. 아내와 접촉하는 것도 피할 수밖에 없었다.

그의 피부질환은 간, 신장 기능에 이상이 있다는 옐로카드였다. 검사에서 아무 이상이 없다고 해도 가까운 장래에 간, 신장에 돌이킬 수 없는 문제가 발생할 것이라는 신호였던 것이다.

아무리 운동을 많이 해도 섭생이 잘못되면 소용없다. 건강은 섭생과 정신과 운동의 조화다. 섭생만 잘 해도, 정신만 잘 가꿔도, 운동만 열심히 해도 안 된다.

그는 술을 끊고 삼겹살을 끊었다. 완전히 끊지는 못했지만 한 달에 두 번만 마시고 먹었다. 수시로 따뜻한 숭늉을 먹으면서 식물성 식품 위주로 식사를 했다. 계란, 우유, 치즈, 버터도 멀리했다. 탄산음료도 마시지 않았다. 나는 신장을 다스리는 오령산에 옥촉서를 많이 넣어 처방을 했다. 신장은 방광, 전립선, 자궁 따위가 포함된

교집합이기 때문이다. 옥촉서는 옥수
수염으로 전립선에 좋다고 공인된
약초다.

그는 처방 약을 먹
고 바르면서 출장식
호흡을 계속했다. 허리, 장
딴지와 발바닥을 다스리며 신장

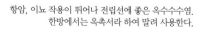
항암, 이뇨 작용이 뛰어나 전립선에 좋은 옥수수수염.
한방에서는 옥촉서라 하여 말려 사용한다.

을 강화시켰다. 뛰지 않고 산길을 걸었다. 뛰다가 걸으려니 무척 힘
들었다. 남들은 뛰는 게 어렵다는데…. 일 년쯤 지나 피부가 정상으
로 돌아왔다. 부정맥도 생기지 않았다.

교만과 겸손의 차이

인문학자는 인문학이 최고라고 여긴다. 과학자는 자연과학을 으
뜸으로 친다. 마라토너는 달리기가 최고의 운동이라고 말한다. 과
유불급過猶不及이다. 뭐든지 적당히 알맞게 하는 게 진짜 최고다.

그는 빚보다 무서운 게 피부병이고 피부병보다 더 무서운 게 바
로 교만이라는 것을 깨달았다. 내 생각만 옳고 남의 생각은 그르다
고 여기는 것이 교만이다.

중국의 역사학자 이중톈의 《삼국지 강의》에는 무수히 많은 영웅
들이 등장한다. 하지만 영웅들이 하나같이 역사의 무대에서 사라진
원인은 딱 한 가지였다. 교만이다. 교만으로 생긴 화병, 저만 잘났
다고 설치다가 과로로 죽었다. 대부분 젊은 나이에 죽었다. 공을 세
우고 지위가 높아지면 대부분 안하무인이 되고 자만심이 하늘을 찌

른다. 중국인들이 가장 존경하는 관운장도 교만 때문에 죽었다. 상대편 장수를 무명이라고, 어리다고 업신여기다가 죽었다.

일본에서 마쓰시다 고노스케는 '경영의 신'이라 부른다. 어느 날, 마쓰시다가 친지들을 호텔로 불러 함께 점심 식사를 했다. 친지들은 대부분 80대였고 메뉴는 스테이크였다.

식사를 마치고 마쓰시다가 주방장을 불렀다. 주위 사람들은 걱정스런 눈으로 분위기를 살폈다. 마쓰시다가 스테이크를 절반밖에 먹지 않았기 때문이다. 주방장이 오자, 마쓰시다는 주방장에게 남긴 스테이크를 가리키면서 말했다.

"당신 음식 솜씨는 최고야. 내가 음식을 남긴 것은 맛이 없어서가 아니라 나이 탓이네. 나이가 여든이 되면 아무리 맛있는 음식도 절반밖에 못 먹는다네."

그는 먹다 남은 스테이크가 주방으로 들어가면 주방장이 '자기 솜씨에 문제 있나?' 하고 걱정할까 봐 부른 것이었다. 이처럼 남을 배려하는 겸손한 마음이야말로 마쓰시다 전기를 세계 최고의 회사로 만든 원동력이며 또한 건강하게 장수하는 비결이기도 하다.

치매와 중풍 예방하는 간단한 방법

"내 삶은 때론 불행했고 때론 행복했습니다. 삶이 한낱 꿈에 불과하다지만, 그래도 살아서 좋았습니다. 새벽에 쨍한 차가운 공기. 꽃이 피기 전 부는 달콤한 바람. 해질 무렵 우러나는 노을의 냄새. 어느 한 가지 눈부시지 않은 날이 없었습니다.

지금 삶이 힘든 당신. 이 세상에 태어난 이상, 당신은 이 모든 걸 매일 누릴 자격이 있습니다. 대단하지 않은 하루가 지나고 또 별거 아닌 하루가 온다 해도 인생은 살 가치가 있습니다. 후회만 가득한 과거와 불안하기만 한 미래 때문에 지금을 망치지 마세요.

오늘을 살아가세요. 눈이 부시게.

당신은 그럴 자격이 있습니다. 누군가의 엄마였고 누이였고 딸이었고, 그리고 나였을 그대에게 이 말을 꼭 하고 싶었습니다."

이 대사는 2019년 TV에서 방영된 12부작 드라마 '눈이 부시게'에서 70대의 치매 환자(김혜자 분)가 마지막으로 읊은 내레이션이다.

늙어서 가장 무서운 병

노년에 가장 무서운 병은 무엇일까. 암 질환일까? 아니다.

늙어서 가장 무서운 병은 치매와 중풍이다. 인터넷에서 친자매처럼 붙어 다니는 중풍과 치매를 검색하면 수많은 건강 정보가 뜬다. 그만큼 치료 방법도 많고 예방법도 많다.

중앙치매센터가 2019년 발표한 자료에 따르면, 현재 치매 환자 수는 75만여 명으로 추정된다. 그리고 치매의 일종인 알츠하이머병 사망률이 주요 사망 원인 9위에 포함되어 있다. 또 세계보건기구에 따르면, 사망 원인 1위는 암이고 2위가 뇌졸중, 즉 중풍이다. 우리나라에서도 단일 질환으로 뇌졸중이 사망률 1위로 꼽힌다.

치매 증상의 핵심은 인지 기능이 사라진 가운데 세상에 대한 불안이다. 옛날에는 치매를 '망령'이라고 불렀다. 동네마다 망령 난 늙은이가 있었지만 "망령 났네!" 하고 대수롭지 않게 대했다. 하지만 세상이 바뀌었다. 그가 살던 세상과 단절시킨다. 가족과 이웃을 떠나 외딴 요양병원으로 간다. 기억을 잃으면 인생도 잃는 세상이 된 것이다.

중풍과 치매는 모두 뇌혈관이 약해서 생기는 병이다. 고혈압, 당뇨, 흡연, 이상지질혈증 따위로 인한 경동맥협착증에서 시작된다. 경동맥이란 목에 있는 4개의 동맥, 즉 혈액을 뇌로 보내는 동맥이다. 이 동맥이 좁아져 뇌로 가는 혈류의 흐름이 막히면 협착증이 생기고 더 심해지면 중풍이 오고 치매가 온다. 중풍과 치매의 경고음이 경동맥협착증인 것이다.

경동맥협착증이 있는 사람은 가장 먼저 목과 어깨가 돌덩이처럼 딱딱해진다. 이것을 풀어 주려면 어떻게 해야 할까.

하루에 열 번씩 목 돌리기 운동을

남사당패 놀이에 상모돌리기가 있다. 목 돌리기 운동이다.

보통 사람이 일부러 목을 돌리면 어지러워서 5분도 안 되어 쓰러진다. 의식을 갖고 목을 돌리면 목이 아프고 어지럽다. 하지만 힘을 빼고 반의식 상태에서 목을 돌리면 물레방아 돌듯 목이 자연스레 움직여진다.

처음에는 5분 정도만 한다. 수시로 자주한다. 익숙해지면 10~20분 이상을 해도 힘들지 않고 오히려 힘이 생긴다. 남사당패가 상모돌리기를 하는 모습을 보면 나이든 노인들도 처음에는 힘들어 하지만 시간이 지나면서 점점 기운 나서 활기찬 모습을 보인다. 한 시간 이상 상모돌리기를 해도 어지럽기는커녕 더 기운을 낸다. 전통 춤을 추는 80대 노인들 역시 처음에는 제대로 서 있는 것도 힘들어하지만 일단 춤 추기 시작하면 건강한 젊은이처럼 몸을 움직인다.

상모돌리기 같은 목 운동은 치매나 중풍을 예방하는 일차 관문이다(사진은 익산시립풍물단의 2017년 공연 장면).

목을 돌리는데 익숙해지면 목과 함께 어깨도 같이 들썩거리며 움직이는 게 좋다. 목과 어깨를 함께 움직여 주면 목 주위의 림프절이 강화된다.

우리 몸에는 약 10만㎞에 달하는 혈관이 있다. 이 혈관이 제대로 작동하려면 림프계의 뒷받침이 있어야 한다. 즉, 혈액순환계는 림프계와 연동되어 있고 혈액순환계에 이상이 생기면 림프계가 작동하게끔 되어 있다. 림프계에는 면역세포가 있는 림프절이 있는데, 이 림프절이 림프계의 핵심이다. 그리고 림프절은 목에 60퍼센트, 허리 쪽에 40퍼센트가 분포되어 있다.

상모돌리기 목 운동은 상체 림프절을 건강하게 만든다. 림프절이 건강해야 혈관이 깨끗해지고 혈관이 깨끗해야 경동맥이 제 역할을 하고 머릿속으로 맑은 피가 공급된다. 따라서 목 회전 운동은 중풍과 치매를 예방하는 일차 관문이나 다름없다. 하루에 5~10분씩 10회 정도를 한다면 가장 끔찍한 병에서 가장 멀리 떨어질 수 있다.

우황청심환이나 공진단에서 추출한 가열순환액을 목, 어깨, 겨드랑이에 바르고 목 돌리기 운동을 하면 돌덩이 같은 목과 어깨가 빨리, 더욱 부드러워진다.

추울 때는 모자보다 목도리

중풍과 치매는 인간의 품위를 없애고 죽음보다 못한 무서운 질환이다. 평소에도 틈틈이 상모돌리기 같은 목 운동으로 딱딱한 목과 어깨를 풀어 주는 게 좋다. 목 디스크, 수비통, 거북목 통증 등의 증세도 사라진다. 여기에 출장식 호흡과 숭늉 마시기를 곁들이면 금상첨화다. 가장 간단한 방법이 제일 좋은 방법이다.

여기서 여러분에게 한 가지를 질문하자.

엄청 추울 때, 모자와 목도리와 장갑 가운데 하나를 고르라면 뭘 잡겠는가. 흔히 겨울철에는 모자를 쓰는 게 좋다고 한다. 체온이 머리 꼭대기인 백회혈百會穴을 통해 빠지기 때문이다. 백회혈은 감기, 몸살로 고열이 있을 때 삼릉침으로 피를 빼면 열이 내려간다. 모자를 쓰는 게 좋다는 이유다.

하지만 강추위에는 모자보다 목도리가 우선이다. 추위도 면역력으로 이겨 내야 한다. 목에는 갑상선, 편도선, 인후가 있다. 갑상선에는 인체의 체온조절 기능이 있다. 너무 더우면 체온을 내려가게 하고 너무 추우면 올라가게 하는 자동 온도조절 기능이다. 편도선과 인후는 감기 바이러스의 출입을 통제한다.

목의 보온에 신경을 써야 하는 이유는 목 부위가 추위에 민감할 뿐 아니라 뇌로 올라가는 혈관이 있기 때문이다. 위에서 언급했듯이, 이 혈관이 수축되면 뇌에 혈액이 제대로 공급되지 않는다. 노약자에겐 중풍 같은 치명적인 위험이 발생할 가능성이 아주 높다.

노인들은 강추위로 머리가 아픈 증세를 느낀다면 중풍의 경고 신호일 가능성이 높다는 것을 잊지 말아야 한다. 이럴 때는 곧바로 실내로 들어와 방한 장비를 갖추거나 실내에 머물러야 한다.

간질과 자폐증 이겨 낸 몰입의 즐거움

　네덜란드의 한 병원에 12년 넘도록 정신분열증을 앓고 있는 여인이 있었다. 심각한 정신질환을 앓고 있는 사람들이 다 그러하듯, 이 여인도 정신이 산만하고 감정이 무뎠다. 딱 한 가지, 예외적으로 반응을 보이는 게 있었다. 손톱을 다듬을 때였다.

　의료진은 이 사실에 주목하여 여인이 손톱 다듬는 기술을 전문가에게 배울 수 있는 기회를 주선했다. 여인은 열심히 배웠다. 얼마 지나지 않아 병원 환자들의 손톱을 도맡아 다듬을 정도가 되었다.

　다듬기에 몰입하면서 자신감을 회복하고 집중력을 키워 나간 여인은 마침내 정신분열증에서 벗어나 다시 사회생활을 꾸려갈 수 있게 되었다. 병원을 나와 미용 전문병원을 차렸는데, 일 년도 안 되어 생활 기반을 잡았다.

　이 일화는 미국의 심리학자 칙센트미하이의 《몰입의 즐거움》이란 저서에 실려 있는 이야기다. 저자는 이 사례를 언급하면서, '사람은 몰입할 때 행복을 느낀다. 그러나 그 몰입은 사람마다 다르다.

중요한 것은 내가 몰입할 수 있는 나름대로의 삶의 방식을 발견하는 '일이다' 라고 강조한다.

산행하면서 사라진 간질 발작

내 주위에도 이 여인과 비슷한 사례를 겪은 선배가 있다.

70대 후반의 선배는 초등학생일 때 한 달에 몇 차례씩 간질 발작을 일으켰다. 자폐 증세도 심했다. 부친과 함께 서울대학병원에 갔더니, 수술하면 치료될 가능성이 20퍼센트쯤 있다는 말을 들었다. 하지만 수술비가 집 몇 채 값이었다.

비싼 수술비에 수술을 포기한 부친은 아들을 주의 깊게 살펴보기 시작했다. 한 가지가 눈에 띄었다. 아들은 호젓한 산길을 걸을 때마다 다른 때와 달리 유난히 생기가 도는 모습을 보였다. 그때부터 부친은 날마다 아들과 함께 산에 올라갔다. 처음에는 집 가까이 북악의 구진봉을 오르다가 점차 코스를 늘려 북한산의 보현봉, 문수봉까지 갔다. 아들은 하루가 다르게 건강해졌고 더 이상 간질 발작을 일으키지 않았다.

아들이 힘세고 담력이 있다는 것을 확인한 부친은 중학생이 된 아들에게 복싱과 공수도를 배우도록 권했다. 아들은 학교에 있는 시간보다 체육관에 있는 시간이 더 많았다. 중학교 3학년 때 학생 복싱대회에 출전하여 우승했고 공수도 유단자가 되었다. 그리고 이때부터 더 이상 자폐 증상도 보이지 않았다.

부친은 아들에게 당부했다.

"공부고 뭐고 다 네 맘대로 해라. 다만 술 먹고 담배 피우고 돈이나 권력에 욕심 부려 몸 망치는 짓은 하지 마라."

부친의 가르침에 따라 그는 평생 술과 담배, 커피 등 몸에 해롭다는 것을 가까이 하지 않았다. 과욕을 부리지 않았고 탐욕스런 일도 멀리 하려고 애썼다.

젊었을 때인 자유당 시절이었다. 미군부대 입찰회사에 돌격대로 근무하다가 주먹의 제왕이라 불리는 이정재가 운영하는 회사의 직원이 되었다. 당시 동대문시장을 주름잡았던 이정재가 그에게 임무를 주었다. 말을 안 듣는 상인들에게 말을 잘 듣도록 교육시키라는 특명이었다.

그러나 시장 상인들로부터 먹고 살기 힘들다는 하소연을 들으면서 그 어려움을 목격하고는, 돌아와서 이정재에게 "에이, 이 날강도, 도둑놈아! 인간답게 살아라!" 라고 소리치고 그냥 나와 버렸다. 당대 최고의 주먹이자 최고의 권력자인 이기붕을 등에 업은 이정재에게 이렇게 말할 사람은 이승만 대통령이나 정신병자 외에는 없었던 시절이었다.

4·19혁명이 나고 5·16군사쿠데타가 일어나자, 이정재와 그 하수인들은 처형당했고 그는 청와대 경호실에 들어갔다. 10여 년간 경호원 생활을 하다가 퇴직을 하고 일본으로 인력을 송출하는 회사를 차렸다.

허리힘 일인자에게 1패를 안긴 아내

놀랍게도, 그는 3개 대학을 졸업했다는 학력을 갖고 있다. 모두 다 국내의 명문 사립대학들이다. 물론 실제로 대학을 다닌 것은 아니다. 휴전 직후, 서울의 모든 대학은 불량 학생들로 골머리를 앓았는데, 그가 이들을 다스리자 대학에서 장학생이란 명목으로 월급을 주면서 학적부에 올린 것이다. 다른 대학에서도 똑같은 이유로 초청했고 결과적으로 3개 명문 대학의 졸업장을 받았다.

그는 극진 가라테의 창시자 최배달에게 도전할 정도의 실력을 갖고 있다는 게 중론이었다. 허리힘과 주먹에 관해서는 당대 일인자였다. 특히 허리힘은 공포 그 자체였다. 그는 평생 천 번을 싸워 한 번 빼고 다 이겼다. 마치 천 번의 전투에서 999번 이기고 한 번을 진 러시아 전쟁사와 같았다. 러시아가 패한 그 한 번은 칭기즈칸 전쟁이었고 그에게 1패를 안긴 사람은 그의 아내였다.

그는 부부 관계에 대해 나름대로 확고한 기준이 있다. 50대에는 일주일에 세 번, 60대에는 두 번, 70대에는 한 번을 해야 건강한 남자라고 할 수 있다는 지론이다. 그가 이처럼 부지런하고 왕성한 부부 관계를 앞세우는 이유는 단순히 성욕 때문이 아니다. 정력은 건강이고 삶의 활력이라고 믿고 있기 때문이다. 젊었을 때부터 계속해 온 산행과 운동을 통해 나름대로 터득한 건강철학이기도 하다.

아무튼 산행과 운동을 한 다음부터, 그는 수십 년이 지나도 간질 발작을 하지 않았다. 자폐 증상 또한 한번도 나타나지 않았다. 결국 산행은 그에게 세상과 소통하는 디딤돌이었고 운동은 삶과 소통하는 거멀못이었던 것이다.

방태산 화타 선생의 신토불이 건강철학

누우면 죽고 걸으면 산다 5

2020년 10월 20일 제1쇄 발행
2024년 6월 25일 제3쇄 발행
지은이 | 김영길
펴낸이 | 김성호
펴낸곳 | 도서출판 사람과 사람
등록 | 1991. 5. 29 제1-1224
주소 | 03965 서울 마포구 월드컵로 32길 52 - 7(101호)
전화 | (02) 335 - 3905 | 팩스 (02) 335 - 3919
ⓒ 김영길, 2020 Printed in Korea
이 책의 무단 전재 및 복제를 금합니다.

ISBN 978-89-85541-99-2 03510
      978-89-85541-77-3 (세트)